Emna Ellouz
Imen Ketata

Aceruloplasminemia Sinais clínicos e mecanismos fisiopatológicos

Emna Ellouz
Imen Ketata

Aceruloplasminemia Sinais clínicos e mecanismos fisiopatológicos

ScienciaScripts

Imprint
Any brand names and product names mentioned in this book are subject to trademark, brand or patent protection and are trademarks or registered trademarks of their respective holders. The use of brand names, product names, common names, trade names, product descriptions etc. even without a particular marking in this work is in no way to be construed to mean that such names may be regarded as unrestricted in respect of trademark and brand protection legislation and could thus be used by anyone.

Cover image: www.ingimage.com

This book is a translation from the original published under ISBN 978-620-6-70966-4.

Publisher:
Sciencia Scripts
is a trademark of
Dodo Books Indian Ocean Ltd. and OmniScriptum S.R.L publishing group

120 High Road, East Finchley, London, N2 9ED, United Kingdom
Str. Armeneasca 28/1, office 1, Chisinau MD-2012, Republic of Moldova, Europe
Printed at: see last page
ISBN: 978-620-7-62432-4

Aceruloplasminemia: sinais clínicos e mecanismos fisiopatológicos

Índice

1. Introdução 3

2. Materiais e métodos 6

3. Resultados 12

4. Discussão 41

5. Conclusão 57

Referências 58

1. Introdução

A ceruloplasminemia (ACP) é uma doença hereditária autossómica recessiva causada por uma mutação no gene da ceruloplasmina (CP), localizado no cromossoma 3q23-q24 [1,2]. Esta mutação altera a atividade ferroxidase da CP, que é crucial para a oxidação do ferro ferroso em ferro férrico e essencial para a incorporação do ferro na transferrina [3]. Como resultado, a deficiência de PC leva à deposição de ferro em muitos tecidos, particularmente no cérebro e no fígado [3]. A PCA, uma forma de neurodegeneração com acumulação de ferro no cérebro (NBIA), é uma doença neurodegenerativa relativamente rara que afecta uma em cada 2.000.000 de pessoas em todo o mundo [3]. A doença surge geralmente na idade adulta. Os indivíduos afectados sofrem frequentemente de diabetes e de anemia microcítica [3]. Os sinais clínicos incluem também uma série de sintomas neurológicos, psiquiátricos, oftalmológicos e hepáticos. No entanto, um subgrupo de doentes pode apresentar inicialmente sintomas neuropsiquiátricos (NP) sem o desenvolvimento subsequente de diabetes ou anemia. A ausência de sintomas específicos torna difícil o diagnóstico da PCA [3]. A identificação de sobrecarga de ferro (IO) nos núcleos cinzentos do cérebro por ressonância magnética (MRI) é uma caraterística sugestiva de PCA. No entanto, o mecanismo patológico exato subjacente a esta acumulação continua a ser mal compreendido. Os testes bioquímicos podem revelar níveis elevados de ferritina, diminuição dos níveis séricos de ferro e cobre e redução da saturação da transferrina (TS). Os quelantes de ferro são frequentemente utilizados como tratamento para esta doença, mas infelizmente a PCA é fatal em muitos casos [3]. Dada a progressão gradual das manifestações clínicas e a escassez de estudos sobre a PCA, pretendemos, através desta revisão sistémica e meta-análise, elucidar e explicar as variações nas apresentações clínicas iniciais dos doentes, a evolução dos sintomas ao longo do curso da doença e o aparecimento de sobrecarga cerebral de ferro (CIOT). Além disso, pretendemos identificar potenciais correlações entre os sintomas neuropsiquiátricos e a sobrecarga de ferro cerebral, e sugerir explicações alternativas para estes sintomas.

2. Materiais e métodos

2.1 Conceção do estudo e estratégia de investigação

Realizámos uma revisão sistemática e uma meta-análise de acordo com as directrizes PRISMA (Preferred Reporting Items for Systematic Reviews and MetaAnalyses) de 2020 [4]. Pesquisámos as bases de dados PubMed e Europe PMC, bem como o Google Scholar e o Science Direct, para relatos de casos, séries de casos, cartas ao editor, editoriais e comunicações breves relacionadas com a CPA. Foram incluídos artigos publicados e manuscritos aceites. Os termos MeSH foram seleccionados a partir do website HeTOP (https://www.hetop.eu/hetop/), e os termos seleccionados foram: "aceruloplasminemia", "deficiência familiar de apoceruloplasmina", "deficiência de ceruloplasmina", "hipoceruloplasminemia hereditária" e "hipoceruloplasminemia". Também utilizámos as seguintes palavras-chave: "ceruloplasmin gene", "genetic iron overload". Os termos de pesquisa foram associados utilizando o operador de pesquisa booleano "OR". A sintaxe de pesquisa para a recolha de dados bibliográficos foi adaptada a cada base de dados e à pesquisa na Web, se necessário: aceruloplasminemia OR "familial apoceruloplasmin deficiency" OR "hereditary hypoceruloplasminemia" OR hypoceruloplasminemia OR "ceruloplasmin deficiency" OR "ceruloplasmin gene" OR "genetic iron overload". Utilizámos uma pesquisa avançada adaptada a cada base de dados e uma pesquisa na Web para selecionar o tipo de publicação (relatos de casos, séries de casos, comunicações breves, editoriais, cartas ao editor). Não foi estabelecido um limite de data de publicação para os artigos incluídos. A última pesquisa foi efectuada em julho de 2023. Para identificar duplicados, todos os artigos foram importados para o Mendeley. A seleção dos artigos de acordo com os critérios de elegibilidade foi realizada em duas fases. Dois autores analisaram independentemente a elegibilidade com base nos títulos e resumos, utilizando o software Rayyan (https://www.rayyan.ai/). O passo seguinte foi a revisão dos artigos de texto completo para verificar a elegibilidade. Além disso, as referências da revisão da literatura também foram examinadas para identificar casos adicionais [5-8].

2.2 Critérios de elegibilidade

Foram incluídos todos os relatos de casos, séries de casos, cartas ao editor, comunicações breves e editoriais em que: (a) os dados do artigo estavam totalmente acessíveis; (b) o diagnóstico de PCA foi confirmado por um estudo genético ou por PC baixo e achados de ressonância magnética cerebral; (c) foi utilizado o inglês; (d) os dados disponíveis incluíam dados demográficos dos doentes, a sua história médica, idade de início, sinais sistémicos (diabetes, anemia, distúrbios do equilíbrio hepático), sintomas de NP e investigações adicionais. Foram excluídos artigos de texto completo que não eram gratuitos, casos mal documentados, séries de casos sem dados primários ou análises agrupadas sem descrição dos dados de cada paciente.

2.3 Extração de dados

Os investigadores recolheram manualmente a seguinte informação dos relatórios elegíveis: título do artigo, primeiro autor, ano de publicação, origem do doente, características demográficas do doente, história clínica, sexo, idade, idade de diagnóstico da doença, idade de início dos sinais sistémicos e sintomas de NP, características clínicas, alterações hepáticas (elevação das transaminases), resultados de exames complementares e estudos genéticos.

2.4 Avaliar o risco de enviesamento

Para avaliar a qualidade dos artigos incluídos, foi aplicado o instrumento de avaliação crítica para relatos de casos do Joanna Briggs Institute (JBI). A lista inclui oito perguntas que avaliam diferentes aspectos de cada relato de caso, tais como dados demográficos do doente, história clínica, características clínicas actuais, pormenores do diagnóstico, tratamento, estado pós-intervenção, acontecimentos adversos e lições aprendidas. Um relato de caso foi considerado aceitável se preenchesse 5 dos 8 critérios, tornando-o elegível para a revisão sistemática. A avaliação foi efectuada por dois revisores independentes.

2.5 Análise e interpretação dos dados

Utilizámos o software SPSS, desenvolvido pela IBM, versão 26.0 para a introdução e análise dos dados. Combinámos as unidades de valores quantitativos numa única unidade: glicemia (mmol/l), ferro sérico (μg/dl), ferritina (ng/ml), cobre (μg/dl), PC (g/l), triglicerídeos (TG) (mmol/l), colesterol total (CT) (mmol/l). As variáveis categóricas foram descritas através de percentagens e frequências. Para confirmar a distribuição normal, aplicámos testes como o teste de Kolmogorov-Smirnov (tamanho da amostra > 50 casos) ou o teste de Shapiro-Wilk (tamanho da amostra $\leq$ 50 casos), bem como a caixa de bigodes e o diagrama Quantil-Quantil. Nos casos em que os dados não tinham uma distribuição normal, utilizámos a mediana (intervalo interquartil), caso contrário utilizámos a média, o desvio padrão e os extremos. Para as variáveis categóricas, utilizámos o teste do qui-quadrado ou o teste exato de Fisher em amostras independentes, respeitando as condições de aplicação de cada teste. Para explorar as relações, calculamos o odds ratio (OR) não ajustado e o odds ratio ajustado (aOR) com intervalos de confiança de 95% [IC 95%], utilizando regressão logística binária ou multinomial. Para comparar valores quantitativos, quando os dados não tinham uma distribuição normal, utilizámos o teste de Mann-Whitney para comparar medianas. No entanto, se a distribuição fosse normal, foi utilizado o teste t-Student para amostras independentes para comparar as médias. A significância estatística foi determinada com $p < 0,05$.

3. Resultados

3.1 Características do estudo

Após a revisão das pesquisas bibliográficas iniciais a partir de uma variedade de fontes (bases de dados: 299, pesquisas na Internet: 322, e referências de outras revistas: 4), identificámos 83 artigos abrangendo 110 doentes que cumpriam os critérios de inclusão [7-89]. Os resultados do nosso processo de pesquisa e seleção da literatura estão resumidos na **Fig. A.1**.

3.2 Risco de viés nos artigos incluídos

O escore médio de viés avaliado pelo JBI foi de 6,29/8. Entre os artigos incluídos, as pontuações foram as seguintes: 5 em 40 artigos, 7 em 10 artigos, 8 em 27 artigos e 6 em 6 artigos. Todos os relatórios forneceram detalhes claros sobre a demografia dos pacientes, atendendo assim ao primeiro critério. Em relação ao segundo e terceiro critérios, a história do paciente e o estado clínico atual estavam presentes em todos os 83 artigos.

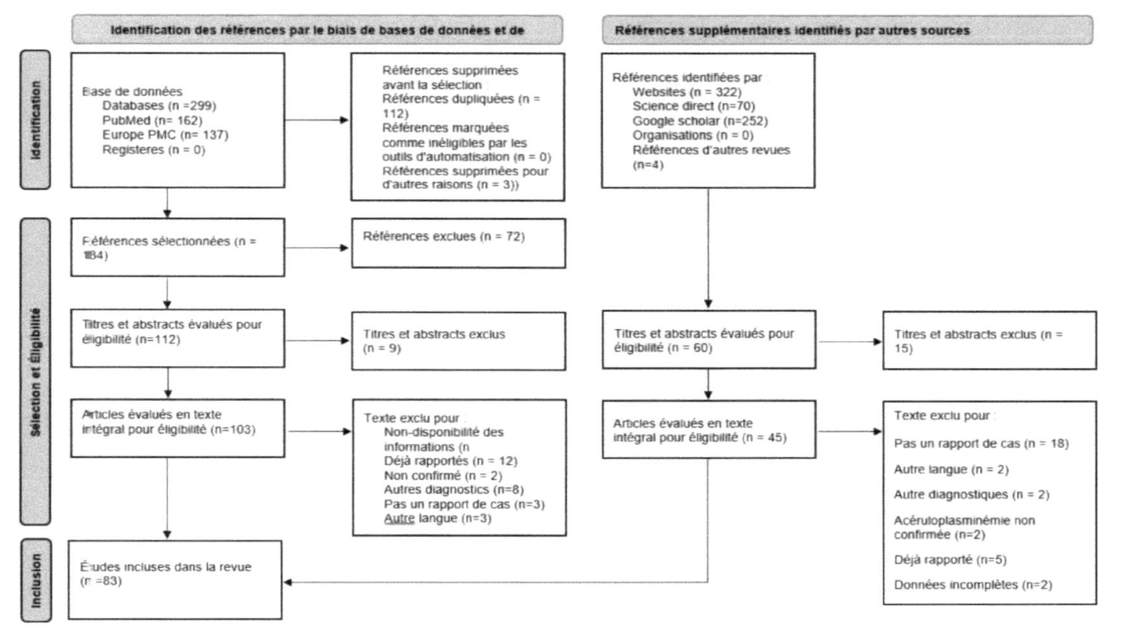

Fig. A.1 : Diagramme de PRISMA 2020 démontrant la sélection des informations à travers les différentes étapes d'une revue systématique et d'une méta-analyse.

Os testes de diagnóstico ou os métodos de avaliação estavam disponíveis em todos os artigos, o que cumpria o quarto critério. Os estudos genéticos confirmaram o diagnóstico em 59 artigos e, nos restantes 24 artigos, o diagnóstico foi confirmado pelos níveis de PC e pelos resultados da RMN cerebral. Os pormenores do tratamento estavam disponíveis em 42 artigos, enquanto as explicações detalhadas das condições clínicas pós-procedimento e dos eventos adversos estavam disponíveis em 37 artigos. As lições aprendidas foram relatadas em 75 artigos.

3.3 Dados demográficos dos doentes

Os doentes provinham de 24 países diferentes, o

O Japão (n = 41/110, 37,3%), a Itália (n = 15/110, 13,6%) e os EUA (n = 13/110, 11,8%) registaram a prevalência mais elevada **(Fig. B.1).** Dos 110 casos, 56 (50,9%) eram mulheres.

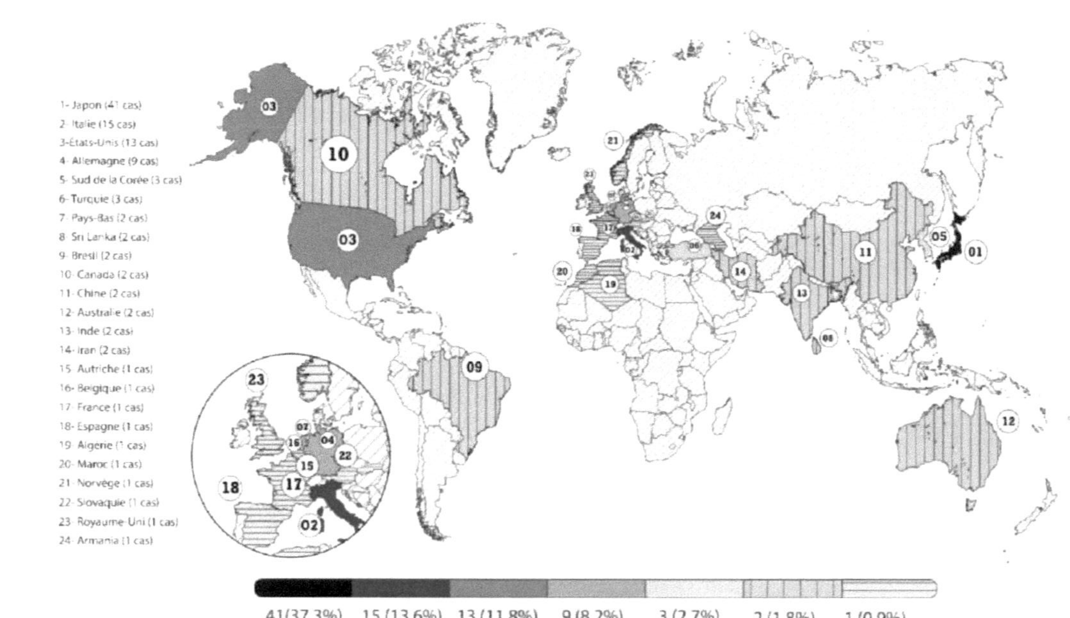

Fig. B.1 : répartition des patients ACP selon l'origine géographique

3.4 Sinais clínicos iniciais

Os sinais clínicos mais comuns no início da doença foram a diabetes (n = 51, 46,4%) e a anemia (n = 30, 27,3%) **(Fig. B.2).** A diabetes não foi associada à FS pancreática (p = 0,7). **A Fig. B.3** resume as diferentes idades de início dos primeiros sinais clínicos/biológicos e a idade de diagnóstico da doença.

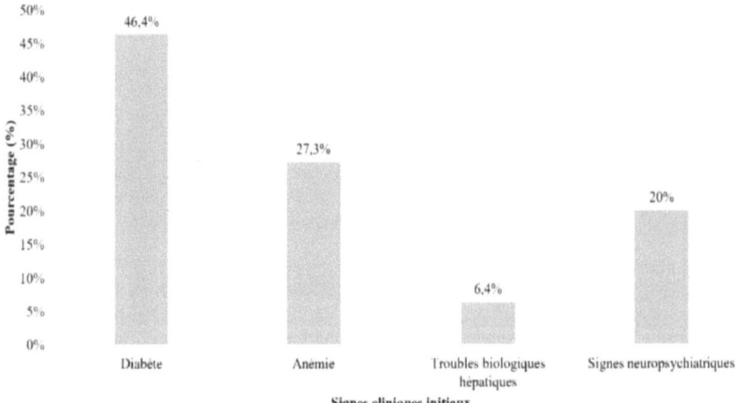

Fig. B.2: Frequência dos sinais clínicos iniciais da doença

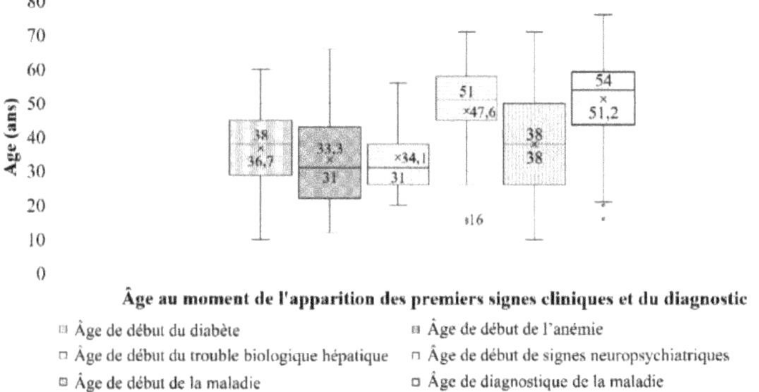

Fig. B.3: Idade de início dos vários sinais clínicos da doença e idade de diagnóstico da PCA. A idade de diagnóstico da doença é próxima da idade de início dos sintomas neuropsiquiátricos, enquanto as idades de início da diabetes, da anemia e das perturbações hepáticas são próximas. Por outro lado, eram mais jovens do que a idade de diagnóstico da doença.

Em termos de sinais clínicos iniciais, a diabetes foi significativamente mais frequente nos homens (n = 31/54 (57,4%) vs n = 20/56 (36%), p = 0,013, OR= 2,65 [95% CI= 1,2-5,7]), enquanto a anemia foi significativamente o sinal clínico inicial mais frequente nas mulheres (n = 23/56 (41,1%) vs n = 7/54 (13%), p = 0,001, (OR=4,68 [95% CI= 1,8-12,17]) **(Fig. B.4).**

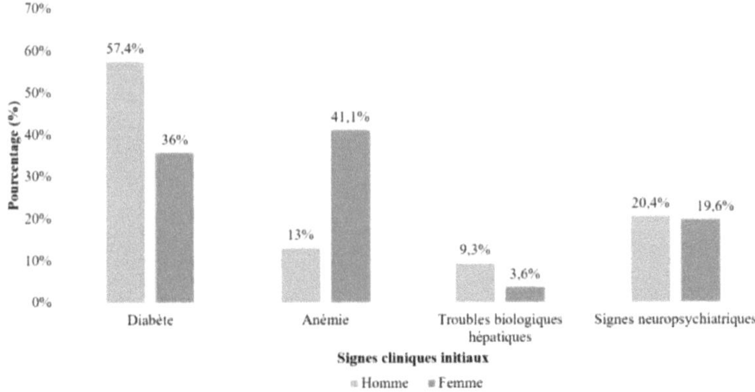

Fig. B.4: Frequência dos sinais clínicos iniciais segundo o sexo

Não foram observadas diferenças significativas entre os géneros relativamente aos sintomas de LOC (p = 0,26) ou às provas de função hepática (p = 0,92). Os homens começaram a desenvolver diabetes 7 anos mais cedo do que as mulheres (36 (intervalo: 24-42 anos) vs 43 (intervalo: 3251 anos), p = 0,006) **(Fig. B.5).** Não se registaram diferenças significativas entre os dois sexos no que respeita à idade de início da anemia (p = 0,74), das doenças hepáticas (p = 1) e dos sintomas de NP (p = 0,093) ou à idade de diagnóstico da PCA (p = 0,11).

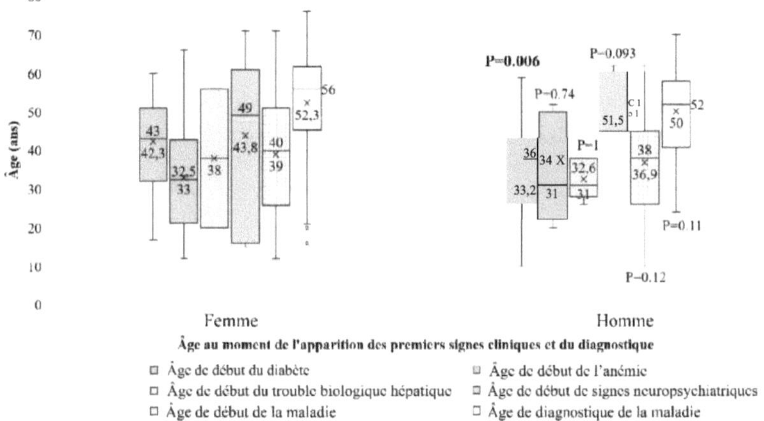

Fig. B.5: O gráfico de bigodes da idade de início dos sinais clínicos/biológicos iniciais mostra que a idade mediana de início da diabetes era mais jovem nos homens e mais velha nas mulheres. As idades medianas dos outros sinais são semelhantes.

Os doentes consanguíneos tinham 5,7 vezes mais probabilidades de iniciar a doença com sinais sistémicos (p = 0,033, OR=5,7 [95% CI=1,15-28,7]). Em particular, tinham 3,5 vezes mais probabilidades de apresentar diabetes como primeira manifestação clínica (p = 0,015, OR=3,5 [95% CI=1,26-9,4]).

(Quadro A.1).

Tabela A.1: Sinais clínicos/biológicos iniciais de acordo com a consanguinidade, o tipo de mutação, o sexo e a idade de início da doença

	Anémie			Diabète			Troubles biologiques hépatiques			Signes neuropsychiatriques		
	Résultats (n,%)	p	OR [95% IC]	Résultats (n,%)	p	OR [95% IC]	Résultats (n,%)	p	OR [95% IC]	Résultats (n,%)	p	OR [95% IC]
Consanguinité*												
Tous les patients (N)	26 (49.1)	0.5	1[§§]	10 (31.3)	0.015[§]	1[§§]	2 (47)	1	1[§§]	30 (53.6)	0.033[§]	1[§§]
Tous les patients (O)	6 (40)		0.7 [0.2-2.2]	22 (61.1)		3.5 [1.26-9.4]	2 (50)		1.1 [0.15-8.5]	2 (16.7)		0.17 [0.03-0.8]
Age de début de la maladie <30 ans												
Tous les patients (N)	19 (23.8)	0.095	1[§§]	18 (30)	0.64	1[§§]	29 (28.2)	1	1[§§]	27 (30.7)	0.24	1[§§]
Tous les patients (O)	12 (40)		2.1 [0.8-5.2]	13 (26)		0.82 [0.35-1,8]	2 (28.6)		1 [0.18-5.5]	4 (18.2)		0.5 [0.15-1.
H (O)	3 (20)	0.046[§]	1[§§]	11 (73.3)	0.002[§]	19.2 [2.9-125.1]	1 (6.7)	1	1[§§]	PP	0.1	-
F (O)	9 (56.3)		5.14 [1-25.6]	2 (12.5)		1[§§]	1 (6.3)		0.93 [0.05-16.3]	4 (25%)		-
30-50 ans												
Tous les patients (N)	38 (47.5)	0.2	1[§§]	20 (33.3)	0.018[§]	1[§§]	44 (42.7)	0.5	1[§§]	48 (54.5)	0.09	1[§§]
Tous les patients (O)	10 (33.3)		0.5 [0.2-1.3]	28 (56)		2,5 [1.2-5.5]	4 (57.1)		1.7 [0.4-8.4]	6 (27.3)		0.4 [0.14-1.14]
H (O)	2 (10)	0.008[§]	1[§§]	19 (63.3)	0.2	1	4 (13.8)	0.14	-	4 (13.8)	0.74	1[§§]
F (O)	8 (42.1)		9.8 [1.8-53.7]	9 (47.4)		0.47 [0.14-1.5]	PP		-	2 (10.5)		0.74 [0.12-4.4]

Quadro A.1 (continuação do quadro)

	Anémie			Diabète			Troubles biologiques hépatiques			Signes neurpsychiatriques		
	Résultats (n,%)	p	OR [95% IC]	Résultats (n,%)	p	OR [95% IC]	Résultats (n,%)	p	OR [95% IC]	Résultats (n,%)	p	OR [95% IC]
30-50 ans												
Tous les patients (N)	38 (47.5)	0.2	1[§§]	20 (33.3)	0.018[§]	1[§§]	44 (42.7)	0.5	1[§§]	48 (54.5)	0.09	1[§§]
Tous les patients (O)	10 (33.3)		0.5 [0.2-1.3]	28 (56)		2,5 [1.2-5.5]	4 (57.1)		1.7 [0.4-8.4]	6 (27.3)		0.4 [0.14-1.14]
H (O)	2 (10)	0.008[§]	1[§§]	19 (63.3)	0.2	1	4 (13.8)	0.14	-	4 (13.8)	0.74	1[§§]
F (O)	8 (42.1)		9.8 [1.8-53.7]	9 (47.4)		0.47 [0.14-1.5]	PP		-	2 (10.5)		0.74 [0.12-4.4]
>50 ans												
Tous les patients (N)	23 (28.7)	0.8	1[§§]	22 (36.7)	0.03[§]	1[§§]	30 (29.1)	0.67	1[§§]	19 (21.6)	0.003[§]	1[§§]
Tous les patients (O)	8 (26.7)		0.9 [0.35-2.3]	9 (18)		0.4 [0.1-0.9]	1 (14.3)		0.4 [0.05-3.5]	12 (54.5)		4.3 [1.6-11.6]
H (O)	2 (20)	1	1[§§]	1 (11.1)	0.13	1[§§]	PP	1	-	7 (70)	0.02[§]	7.5 [1.4-40.2]
F (O)	6 (28.6)		1.6 [0.25-9.8]	8 (38.1)		5.5 [0.6-52.3]	1 (4.8)		-	5 (23.8)		1[§§]
Mutation**												
Hétérozygote (O) /HC (O)	PP/6 (40)	0.5	1[§§]	PP/5 (3.33)	0.03[§]	1[§§]	PP/1 (6.7)	0.9	1[§§]	7 (100)/ 3 (20)	0.001[§]	1[§§]
Homozygotes (O)	22 (34.4)		0.76 [0.2-2]	32 (50)		3.4 [1.1-10.3]	3 (4.7)		1 [0.1-10.4]	6 (9.4)		0.12 [0.03-0.4]

*Disponible dans 68 cas; ** Disponible dans 86 cas (64 homozygotes, 7 hétérozygotes, 15 hétérozygotes composites); OR, odds ratio non ajusté; IC, intervalle de confiance; F, femme; H, Homme; N, patients sans symptômes; O, patients avec symptômes; HC, hétérozygotes composites; PP, pas de patient; § signification statistique à p<0.05; §§ Références.

Antes dos 30 anos, as mulheres são mais susceptíveis de sofrer de anemia (56,3% contra 20%, p = 0,046, OR = 5,14 [95% CI = 1-25,6]), enquanto os homens são mais predispostos à diabetes (73,3% contra 12,5%, p = 0,002, OR = 19,2 [95% CI = 2,9-125,1]). Entre os 30 e os 50 anos, o risco de anemia é também significativamente mais elevado nas mulheres, com o risco multiplicado por 4,66 (p = 0,008, OR = 9,8 [95% CI = 1,8-53,7]). Esta faixa etária foi associada à diabetes independentemente do sexo (56% vs 33,3%, p = 0,018, OR=2,5 [95% CI=1,2-5,5]). Para além disso, os sintomas de NP foram muito significativos nos doentes com mais de 50 anos (54,5% vs 21,6%, p = 0,003, OR = 4,3 [IC 95% = 1,6-11,6]). O género masculino também foi associado a um maior risco de desenvolver sintomas de NP após os 50 anos (p = 0,02, OR = 7,5 [95% CI = 1,4-40,2]). A diabetes foi negativamente associada a doentes com 50 anos ou mais (p = 0,03, OR = 0,4 [IC 95% = 0,1-0,9]). Os doentes que tinham iniciado a diabetes apresentavam um nível de ferritina ≥ 700 ng/ml (ferritina disponível

em 91/110 casos) mais frequentemente do que os doentes que não tinham iniciado a diabetes (40/47 (85,1%) vs 25/44 (56,8%), p=0,004, OR= 4,34 [95% CI=1,6-11,8]). Verificámos também que os níveis de ferritina < 700 ng/ml foram mais frequentes nos doentes que iniciaram com anemia do que nos doentes sem anemia (14/24 (58,3%) vs 12/67 (17,9%), p < 0,001, OR= 6,4 [95% CI= 2,317,8]). Da mesma forma, um nível de cobre sérico ≤ 40 µg/dl (cobre sérico disponível em 72/110 casos) foi observado mais frequentemente em doentes que iniciaram com diabetes (37/38 (97,4%) vs 27/34 (79,4%), p = 0,04, OR=
9,6 [95% IC= 1,1-82,6]). Os níveis de ferro não foram associados ao desenvolvimento de diabetes (p = 0,5) ou anemia (p = 0,3), e o cobre não foi associado ao desenvolvimento de anemia (p = 1).

A análise multivariada revelou que o sexo masculino (p = 0,04, aOR=3,6 [95% CI=1-12,2]), a ferritina ≥ 700 ng/ml (p = 0,01, aOR=12,32 [95% CI=1,8-82,4]) e a consanguinidade (p = 0,046, aOR=6 [95% CI=1,35-

35,4]) estavam significativamente associados à diabetes. A anemia manteve-se significativamente associada ao sexo feminino (p = 0,005, aOR=6,5 [IC 95%=1,7-23,8]) e à ferritina<700 ng/ml (p = 0,004, aOR=5,7 [IC 95%=1,7-19]). Apenas a consanguinidade foi inversamente associada aos sintomas de PN (p = 0,04, aOR=0,2 [IC 95%=0,03-0,9]). **A Fig. C.1** resume os sinais clínicos/biológicos iniciais de acordo com a idade de início da doença e mostra o fator preditivo para cada sinal.

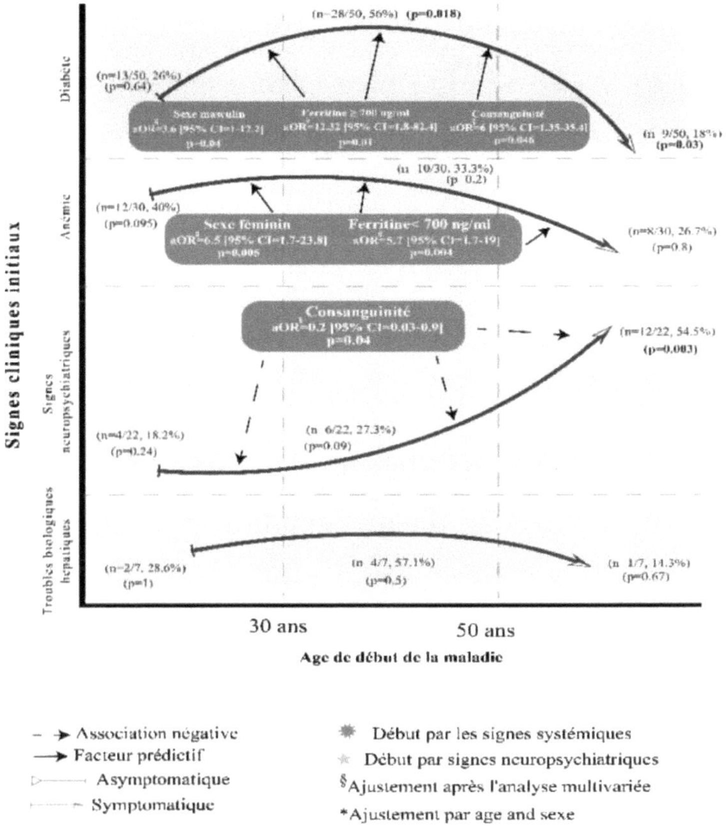

Fig. C.1: Sinais clínicos iniciais de acordo com a idade de início e factores de risco para o seu aparecimento

3.4 Sinais clínicos durante o acompanhamento

Entre os doentes com início de doença sistémica, 63/88 (71,6%) desenvolveram sintomas de PN após uma mediana de 13,5 anos (variação: 4-24,25 anos). Entre estes doentes, a idade mediana de início dos sintomas de

PN durante o seguimento foi de 52 anos (variação: 48-57 anos). Após o ajuste para sexo e consanguinidade, enquanto os sintomas de PN durante o acompanhamento foram negativamente associados a pacientes com idade inferior a 30 anos (p=0,027, aOR=0,5 [95% CI=0,004-0,72]) e entre 30 e 50 anos (p=0,04, aOR=0,23 [95% CI=0,06-0,9]), eles foram positivamente associados a pacientes com 50 anos ou mais (p=0,002, aOR=10 [95% CI=2,4-43]). Dos 22 doentes com sintomas de PN no início do estudo, 6 (27,3%) desenvolveram anemia e 4 (18,2%) diabetes, com uma mediana de tempo de início de 2 (intervalo: 0,5-6 anos) e 1 (intervalo: 0,75-18,5 anos), respetivamente. Além disso, após o ajuste para consanguinidade, sexo e idade, a apresentação de sintomas de PN como sinais clínicos iniciais permaneceu negativamente associada à diabetes e à anemia durante o seguimento (p<0,001, aOR=0,024 [IC 95%=0,003-0,18], p=0,008, aOR=0,1 [IC 95%=0,021-0,5], respetivamente). A apresentação de sinais sistémicos no início da doença e a consanguinidade foram ambos preditivos do aparecimento de sintomas de PN durante o seguimento (p = 0,033, aOR=15,16 [95% CI= 1,2-195], p = 0,04, aOR=4,5 [95% CI=1-20,1] respetivamente). **A Fig. C.2** resume a evolução dos sinais clínicos durante o seguimento do doente de acordo com a idade do doente e os diferentes factores preditivos.

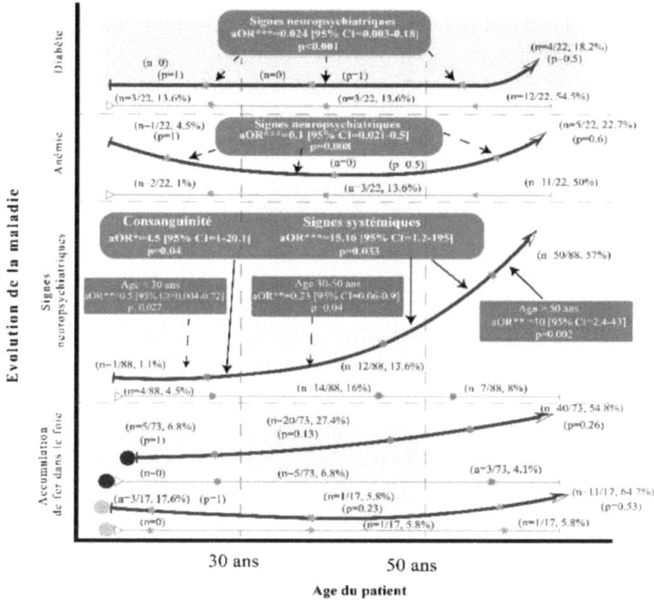

Parmi 88 patients débutant par les signes systémiques, l'exploration abdominale était disponibles dans 73 cas

Parmi 22 patients débutant par les signes neuropsychiatriques, l'exploration abdominale était disponibles dans 17 cas

**Ajustement selon le sexe et la consanguinité

***Ajustement selon l'âge, le sexe et la consanguinité

Fig. C.2: Evolução dos sinais clínicos durante o acompanhamento em

3.6. Características da doença

A mediana da idade de diagnóstico foi significativamente mais elevada do que a idade de início da anemia, da diabetes, da doença hepática e dos sintomas de LOC (p<0,001, p<0,01, p=0,001, p<0,01, respetivamente). A diabetes surgiu significativamente mais cedo nos homens do que nas mulheres (p < 0001). A prevalência de distonia foi significativamente mais elevada nas mulheres (p = 0,014, OR=3,92 [95% CI=1,3-11,63]). **A Tabela B.1** apresenta as características demográficas e clínicas da doença. A exploração abdominal foi efectuada em 90 doentes. Revelou FS hepática isolada em 68 casos (75,5%), FS hepática associada a FS esplénica em 3 casos (3,3%), FS pancreática em 8 casos (8,9%) e FS renal em 1 caso (1,1%). Dez doentes tinham um exame abdominal normal (11,1%). A FS pancreática não foi associada à diabetes (p = 0,7). Do mesmo modo, a FS hepática não mostrou qualquer associação com a diabetes ou a anemia (p = 0,1, p = 0,4, respetivamente).

Quadro B.1: Características da doença

	Todos os pacientes	Homens[i]	Mulher	P	OR [IC 95%]
Idade no início da doença (anos)	37.9 ± 13.9 [10-71]	36.8 ± 12,15 [10-62]	39 ± 15,53 [12-71]	0,36	-
Idade no diagnóstico de doença (anos)	54 (alcance: 43.75-59.25)	52 (intervalo: 45-56)	56 (alcance: 45.25-61.7)	0.49	-
Idade de início da anemia (anos)	50 (alcance: 29-56)	50 (intervalo: 29.5-56)	49 (alcance: 25-56)	0.89	-
Idade de início da diabetes (anos)	41.87 ± 14.2 [10-72]	38 (variação: 26-42.7)	50 (alcance: 38-60)	<0.001 §	-
Idade de início das perturbações biológicas do fígado (anos)	36.5 (alcance: 30.25-50.5)	35 (intervalo: 30-38)	51 (alcance: 27-62)	0.29	-
Idade de início das perturbações neurológico/psiquiátrico (anos)	50.5 ± 12.67 [15-75]	50 (intervalo: 45-56)	55 (alcance: 48-61)	0.09	-
Sinais sistémicos isolados	25 (22.7%)	13 (24.1%)	12 (21.4%)	0.7	-
Sintomas neurológicos isolados	10 (9.1%)	6 (11.1%)	4 (7.1%)	0.47	-
Sintomas psiquiátricos isolados	1 (0.9%)	1 (1.9%)	PP	-	-
Sinais neurológicos e psiquiátricos	5 (4.5%)	3 (5.6%)	2 (3.6%)	0.23	-
Sinais neurológicos e sistémicos	42 (38.2%)	19 (35.2%)	23 (41.1%)	0.62	-
Sinais psiquiátricos e sistémicos	3 (2.7%)	PP	3 (5.4%)	-	-
Neurológico, psiquiátrico e sistémico	24 (21.8%)	12 (22.2%)	12 (21.4%)	0.92	-
Sinais sistémicos	93 (84.5%)	44 (81.5%)	49 (87.5%)	0.38	1.59 [0.55-4.53]
Diabetes	69 (62.7%)	34 (63%)	35 (62.5%)	0.96	0.98 [0.45-2.12]
Tipo 1	18 (25.3%)	13 (37.1%)	5 (13.9%)	0,021 §	0.25 [0.07-0.81
Tipo 2*	53 (74.6%)	22 (62.8%)	31 (86.1%)	0.021 §	1.23 [1.23-12.7]

Não controlado	14 (73.7%)	9 (100%)	5 (50%)	0.033§	-
Tolerância à glucose diminuída	4 (3.6%)	1 (1.9%)	3 (5.4%)	0.34	3 [0.3-29.7]
Anemia	74 (67.3%)	28 (51.9%)	46 (82.1%)	0.001 §	1.23 [1.23-12.7]
Sem controlo" '	15 (100%)	6 (100%)	9 (100%)	-	-

Quadro B.1 (continuação do quadro)

	Todos os pacientes	Homens[i]	Mulher	P	OR [IC 95%]
Sintomas neurológicos					
Sintomático	82 (74.5%)	40 (74.1%)	42 (75%)	0.91	0.95 [0.4-2.23]
Assintomático	28 (25.5%)	14 (25.9%)	14 (25%)	-	-
Perturbações cognitivas	52 (47.3%)	26 (48.1%)	26 (46.4%)	0.85	0.9 [0.4-1.97]
Ataxia	42 (38.2%)	21 (38.9%)	20 (37%)	0.88	0.94 [0.43-2.03
Parkinsonismo	23 (21%)	10 (18.5%)	13 (23.2%)	0.56	1.3 [0.5-3.19]
Movimentos anómalos	38 (34.5%)	15 (27.7%)	23 (41.1%)	0.09	2 [0.8-4.47]
Distonia	21 (19.1%)	5 (9.3%)	16 (28.6%)	0.014§	3.92 [1.3-11.63
Blefaroespasmo	8 (7.3%)	1 (1.9%)	7 (12.5%)	-	-
Cervical e mandibular	5 (4.5%)	1 (1.9%)	4 (7.1%)	-	-
Langual	1 (0.9%)	PP	1 (1.8%)	-	-
Membro inferior	1 (0.9%)	PP	1 (1.8%)	-	-
Em falta	6 (5.4%)	2 (3.7%)	4 (7.1%)	-	-
Discinesia oral	14 (12.7%)	6 (11.1%)	8 (14.3%)	-	-
Coreografia	9 (8.2%)	2 (3.7%)	7 (12.5%)	-	-
Coréia-atetose	2 (1.8%)	1 (1.9%)	1 (1.8%)	-	-
Mioclonia	2 (1.8%)	1 (1.9%)	PP	-	-
Tremor	4 (3.6%)	1 (1.9%)	3 (5.3%)	-	-
Akathisie	1 (0.9%)	1 (1.9%)	PP	-	-
Hipercinesia	1 (0.9%)	PP	1 (1.8%)	-	-
Disartria	25 (22.7%)	14 (25.9%)	11 (19.6%)	0.43	0.7 [0.28-1.7]
Tonturas	5 (4.5%)	1 (1.9%)	4 (7.1%)	-	-
Ataque epilético	4 (3.6%)	2 (3.7%)	2 (3.6%)	-	-
Perturbações da deglutição	4 (3.6%)	2 (3.7%)	2 (3.6%)	-	-
Síndrome do lóbulo frontal	3 (2.7%)	2 (3.7%)	1 (1.8%)	-	-
Perturbações da consciência	2 (1.8%)	2 (3.7%)	PP	-	-
Peso nos membros inferiores	2 (1.8%)	2 (3.7%)	PP	-	-

Quadro B.1 (continuação do quadro)

	Todos os pacientes	Homens[i]	Mulher	P	OR [IC 95%]
Sintomas psiquiátricos					
Sintomático	30 (27.3%)	14 (25.9%)	16 (28.6%)	0.7	1.1 [0.5-2.6]
Assintomático	80 (72.7%)	40 (74.1%)	40 (71.4%)	-	-
Problemas de comportamento (agressividade	15 (13.6%)	7 (13%)	8 (14.3%)	0.84	1.19 [0.37-3.3]
Depressão	12 (10.9%)	7 (13%)	5 (8.9%)	0.5	0.65 [0.19-2.2]
Ansiedade	6 (5.5)	PP	6 (10.7%)	0.027§	-
Apatia	5 (4.5)	3 (5.6%)	2 (3.6%)	0.62	0.63 [0.1-3.9]
Alucinação	2 (1.8%)	1 (1.9%)	1 (1.8%)	0.97	0.96 [0.05 15.8]
Perturbação bipolar	2 (1.8%)	PP	2 (3.6%)	0.49	-
Psicose de tipo esquizofrénico	1 (0.9%)	1 (1.9%)	PP	0.6	-
Outros sinais clínicos					
Astenia	15 (13.6%)	6 (11.1%)	9 (16.1%)	-	-
Perda de audição	3 (2.7%)	2 (3.7%)	1 (1.8%)	-	-
Cãibras musculares	2 (1.8%)	2 (3.7%)	PP	-	-
Nyctalopia	1 (0.9%)	1 (1.9%)	PP	-	-
Pico febril paroxístico (/6 meses)	1 (0.9%)	1 (1.9%)	PP	-	-

*Tipo de diabetes disponível em 71 casos (35 homens e 36 mulheres); **disponível em 19 casos (9 homens e 10 mulheres); ↑ disponível em 15 casos (6 homens e 9 mulheres); J referência; PP, sem paciente; § estatisticamente significativo a p<0,05.

Os níveis de hemoglobina foram significativamente mais baixos nas mulheres do que nos homens (p = 0,001) e os níveis de HbA1c e ferritina mais elevados nos homens (p = 0,039 e p = 0,028, respetivamente) **(Tabela C.1).** O nível mediano de glucose no sangue foi significativamente mais baixo nos doentes com crises epilépticas do que naqueles sem crises (1,8 mmol/l vs 8,3 mmol/l, p = 0,019). **A Tabela D.1** resume os resultados da RMN cerebral e a associação entre os sintomas de PN e a SFC. Foram observadas correlações exclusivas entre movimentos anormais e a FS do putamen e do pallidum (p < 0,05), enquanto o défice cognitivo mostrou uma associação com a FS do córtex cerebral (p < 0,05).

Quadro C.1: Resultados biológicos

	Gama normal	Resultados	p
			0.001 | |
Hb (g/dl)·	H ≥13	H 11.5 (9.9-13)	| |
	F ≥12	F 9.8 (9-10.6)	
Anemia		H (26, 74.3%)	0.003 | |
		F (39, 97.5%)	| |
VCM (fl)··	VCM ≥80	76.1 ± 7.6 [50-95]	
Ferro sérico (µg(dL)ᵗ		26 (17- 34.5)	
	H 70-175	H 26.2 (16-38)	0.19
	F 50 - 150	F 22 (17-31)	
Colapsado	H< 70	H 36 (85.7%)	
	F<50	F 39 (83%)	0.6
Ferritina (ng/mL)⁺		1111.4(540-1530)	0.028 | |
	H 18 - 270	H 1225 [835-1699]	| |
	F 18-160	F 891 [461-1499]	
Elevado		85 (93.4%)	
Ferritina > 700 ng/ml		H 38 (86.7%)	0.002 | |
		F 27 (57.4%)	| |
Saturação da transferrina (%)··		11 (6.8-13.7)	
	20 - 50	H 11.5 (8.6-17.5)	0.09
		F 9.5 (6-12)	
Baixo	< 20	34 (87.2%)	
Nível de cobre no plasma (µg(dL)	70 -140	9 (5.2-16.5)	
		H 8 (5.2-15.2)	0.4
		F 9.4 (5.2-19.6)	
Baixo	< 70	73 (100%)	
Ceruloplasmina sérica (g/l)ᵗ	0.2 - 0.6	0.01 (0-0.2)	
		H 0.006 (0-0.02)	0.8
		F 0.0 (0-0.023)	
		HM 0,0005 (0-0,02)	-
		HC 0,026 (0-0,075)	<0,001 IIII
		HZ 0,11 (0,1-0,11)	<0,001 II
Baixo	< 0.2	108 (99%)	
Função hepática[11]			
ALT (U/L)	7 - 55	25 (17-54)	
Elevado		9 (20.9)	
AST (U/L)	8 - 48	23.5 (17-41.5)	
Elevado		7 (16.3%)	
Glicose no sangue em jejum (mmol/l)[111]	<5.6	8 (5-11.8)	
		H 8.8 (5-13.9)	
		F 6.5 (4.8-9.3)	
HbAlc (%)§	< 5.7	8,5 ± 2,3 [5,3- 14,5] H 9,4 ± 2,4 [6-14,5] F 7,8 ± 1,9 [5,3-11,9]	0,039 | | | |

Hb, hemoglobina; VCM, volume corpuscular médio; ALT, alanina transaminase; AST, aspartato transaminase; HbA1c, hemoglobina glicada; H, homem; F, mulher; HZ, heterozigotos; HM, homozigotos (referência); HC, heterozigotos compostos; * disponível em 75 casos (35 em homens, 40 em mulheres); ** disponível em 66 casos; !disponível em 89 casos (42 em homens e 47 em mulheres); Javadisponível em 91 casos (44 em homens, 47 em mulheres); JJdisponível em 39 casos; Hdisponível em 72 casos; *disponível em 109 casos; **disponível em 43 casos; **'*'disponível em 34 casos; §disponível em 28 casos; HH estatisticamente significativo a p<0,05.

Tabela D.1: Resultados da ressonância magnética e associação com sintomas neurológicos

Resultados das imagens de ressonância magnético*	Sintomas de NP[t]	[axe][1]Perturbações At i * Movimentos anormais		
	(todos)		cognitivo[tt]	"Ele
Normal	6 (6.2%)				
Sobrecarga de ferro em cérebro	81 (83.5%)	62 (81.6%)**	36 (83.7%)**	33 (86.8%)**	32 (88.9%)**
Os nós do basc	79 (81.1%)	61 (80.2%)**	35 (81.4%)**	32 (84.2%)**	27 (75%)**
Núcleo caudado	37 (38.1%)	27 (35.5%)**	11 (25.6%)**	16 (42.1%)**	12 (33.3%)**
Putâmen	34 (35%)	29 (38.1%)**	19 (44.2%)**	13 (34.2%)**	7 (19.5%)[t]
Pallidium	9 (9.2%)	8 (10.5%)**	4 (9.3%)**	6 (15.7%)**	9 (25%)[t]
Striatium	14 (14.4%)	10 (13.1%)**	4 (9.3%)**	4 (10.5%)**	2 (5.5%)**
Núcleos lentiformes	10 (10.3%)	7 (9.2%)**	5 (11.6%)**	4 (10.5%)**	1 (2.7%)**
Núcleo dentado	59 (60.8%)	44 (57.9%)**	25 (58.1%)**	25 (65.8%)**	23 (63.9%)**
Tálamo	57 (58.7%)	41 (53.9%)**	25 (58.1%)**	22 (57.9%)**	21 (58.3%)**
Cérebro médio	25 (25.8%)	21 (27.6%)**	17 (39.5%)**	12 (31.6%)**	11 (30.5%)
Subtantia nigra	15 (15.4%)	-	-	-	-
Núcleo vermelho	13 (13.4%)	-	-	-	-
Pedúnculo cerebelar	2 (2.06%)	-	-	-	-
Córtex cerebral	16 (16.5%)	15 (19.7%)	12 (27.9%)[t]	9 (23.7%)**	9 (25%)**
Hiperintensidade T2 do substância branca	9 (9.2%)	-	-	-	-
Periventricular	2 (2.06%)	-	-	-	-
Fibra em forma de U	1 (1.03%)	-	-	-	-
Atrofia cerebral	16 (16.5%)	-	-	-	-
Atrofia cerebelar	5 (5.1%)				
Atrofia global	5 (5.1%)	-	-	-	-
Atrofia global sem sobrecarga de ferro	1 (1.03%)	-	-	-	-
Siderose superficial	4 (4.1%)	-	-	-	-

37

*Disponível em 97 casos; **não estatisticamente significativo a p≥0,05; ↑ estatisticamente significativo a p<0,05; J entre os pacientes com sintomas neuropsiquiátricos, 76 pacientes tinham ressonância magnética ; JJ entre os pacientes com comprometimento cognitivo, 43 tinham ressonância magnética; ^ entre os pacientes com ataxia, a ressonância magnética estava disponível em 38 pacientes; fl entre os pacientes com movimentos anormais, a ressonância magnética estava disponível em 36 pacientes; NP, sintomas neuropsiquiátricos.

As figuras D.1, D.2, D.3 e D.4 resumem os factores de previsão da SFC e o envolvimento dos gânglios basais, tálamo e núcleos denteados. Após o ajustamento para a idade e o sexo, a anemia foi significativamente associada à SF do mesencéfalo (p=0,007, aOR=17,5 [95% CI=2,1-141]). Após o ajuste para o aparecimento de diabetes como sinal clínico inicial ou durante o acompanhamento, o género masculino também foi negativamente associado à SFC (p=0,02, aOR=0,19 [95% CI=0,5- 0,7]).

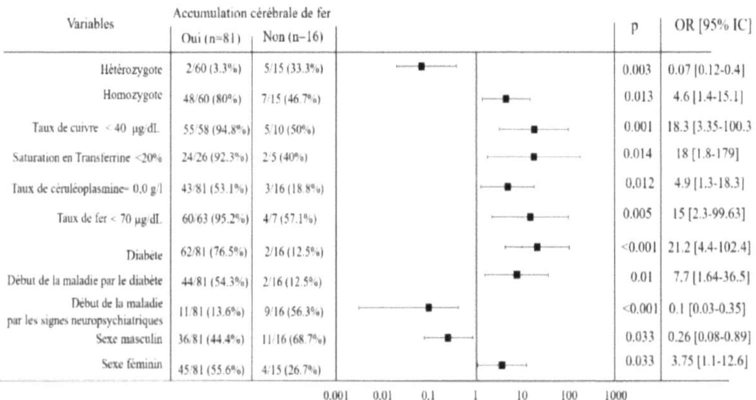

Variables	Accumulation cérébrale de fer			p	OR [95% IC]
	Oui (n=81)	Non (n=16)			
Hétérozygote	2/60 (3.3%)	5/15 (33.3%)		0.003	0.07 [0.12-0.4]
Homozygote	48/60 (80%)	7/15 (46.7%)		0.013	4.6 [1.4-15.1]
Taux de cuivre < 40 µg/dL	55/58 (94.8%)	5/10 (50%)		0.001	18.3 [3.35-100.3
Saturation en Transferrine <20%	24/26 (92.3%)	2/5 (40%)		0.014	18 [1.8-179]
Taux de céruléoplasmine= 0.0 g/l	43/81 (53.1%)	3/16 (18.8%)		0.012	4.9 [1.3-18.3]
Taux de fer < 70 µg/dL	60/63 (95.2%)	4/7 (57.1%)		0.005	15 [2.3-99.63]
Diabète	62/81 (76.5%)	2/16 (12.5%)		<0.001	21.2 [4.4-102.4]
Début de la maladie par le diabète	44/81 (54.3%)	2/16 (12.5%)		0.01	7.7 [1.64-36.5]
Début de la maladie par les signes neuropsychiatriques	11/81 (13.6%)	9/16 (56.3%)		<0.001	0.1 [0.03-0.35]
Sexe masculin	36/81 (44.4%)	11/16 (68.7%)		0.033	0.26 [0.08-0.89]
Sexe féminin	45/81 (55.6%)	4/15 (26.7%)		0.033	3.75 [1.1-12.6]

Fig. D.1: Gráfico de floresta dos factores preditivos da SFC

38

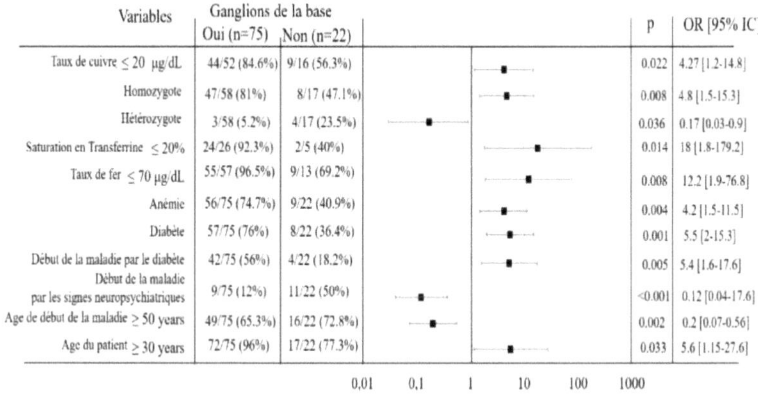

Variables	Ganglions de la base			p	OR [95% IC]
	Oui (n=75)	Non (n=22)			
Taux de cuivre ≤ 20 µg/dL	44/52 (84.6%)	9/16 (56.3%)		0.022	4.27 [1.2-14.8]
Homozygote	47/58 (81%)	8/17 (47.1%)		0.008	4.8 [1.5-15.3]
Hétérozygote	3/58 (5.2%)	4/17 (23.5%)		0.036	0.17 [0.03-0.9]
Saturation en Transferrine $\leq 20\%$	24/26 (92.3%)	2/5 (40%)		0.014	18 [1.8-179.2]
Taux de fer ≤ 70 µg/dL	55/57 (96.5%)	9/13 (69.2%)		0.008	12.2 [1.9-76.8]
Anémie	56/75 (74.7%)	9/22 (40.9%)		0.004	4.2 [1.5-11.5]
Diabète	57/75 (76%)	8/22 (36.4%)		0.001	5.5 [2-15.3]
Début de la maladie par le diabète	42/75 (56%)	4/22 (18.2%)		0.005	5.4 [1.6-17.6]
Début de la maladie par les signes neuropsychiatriques	9/75 (12%)	11/22 (50%)		<0.001	0.12 [0.04-17.6]
Age de début de la maladie ≥ 50 years	49/75 (65.3%)	16/22 (72.8%)		0.002	0.2 [0.07-0.56]
Age du patient ≥ 30 years	72/75 (96%)	17/22 (77.3%)		0.033	5.6 [1.15-27.6]

0,01   0,1   1   10   100   1000

Fig. D.2: Gráfico de floresta dos factores preditivos da FS dos gânglios basais

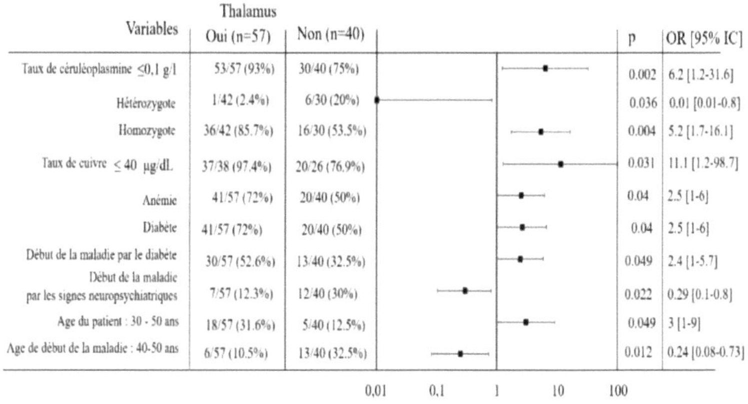

Variables	Thalamus			p	OR [95% IC]
	Oui (n=57)	Non (n=40)			
Taux de céruléoplasmine $\leq 0,1$ g/l	53/57 (93%)	30/40 (75%)		0.002	6.2 [1.2-31.6]
Hétérozygote	1/42 (2.4%)	6/30 (20%)		0.036	0.01 [0.01-0.8]
Homozygote	36/42 (85.7%)	16/30 (53.5%)		0.004	5.2 [1.7-16.1]
Taux de cuivre ≤ 40 µg/dL	37/38 (97.4%)	20/26 (76.9%)		0.031	11.1 [1.2-98.7]
Anémie	41/57 (72%)	20/40 (50%)		0.04	2.5 [1-6]
Diabète	41/57 (72%)	20/40 (50%)		0.04	2.5 [1-6]
Début de la maladie par le diabète	30/57 (52.6%)	13/40 (32.5%)		0.049	2.4 [1-5.7]
Début de la maladie par les signes neuropsychiatriques	7/57 (12.3%)	12/40 (30%)		0.022	0.29 [0.1-0.8]
Age du patient : 30 - 50 ans	18/57 (31.6%)	5/40 (12.5%)		0.049	3 [1-9]
Age de début de la maladie : 40-50 ans	6/57 (10.5%)	13/40 (32.5%)		0.012	0.24 [0.08-0.73]

0,01   0,1   1   10   100

Fig. D.3: Factores associados à sobrecarga de ferro no tálamo

Variables	Oui (n=59)	Non (n=38)		p	OR [95% IC]
Taux de fer ≤ 70 µg/dL	43/44 (97.7%)	22/27 (81.5%)		0.02	12.67 [1.3-116.4]
Homozygote	35/42 (83.3%)	18/31 (58.1%)		0.02	3.6 [1.2-10.6]
Taux de céruléoplasmine $\leq 0,1$ g/l	57/59 (96.6%)	31/38 (81.5%)		0.025	6.4 [1.2-32.8]
Taux de cuivre ≤ 40 µg/dL	41/42 (97.6%)	20/27 (74.1%)		0.017	14.47 [1.6-129.45]
Diabète	45/59 (76.3%)	20/38 (52.6%)		0.003	3.5 [1.5-8]
Début de la maladie par les signes neuropsychiatriques	7/59 (11.9%)	13/38 (34.2%)		0.008	0.23 [0.08-0.68]

Fig. D.4: Factores associados ao FS do núcleo serrilhado

4. Discussão

Tanto quanto é do nosso conhecimento, esta é a primeira meta-análise e a maior série de casos de ACP relatada até à data. Esta meta-análise fornece uma atualização da epidemiologia da APC a nível mundial, uma visão geral dos sintomas clínicos e dos achados biológicos e radiológicos. Melhora a nossa compreensão dos sinais clínicos iniciais e da sua progressão em homens e mulheres e sugere novas hipóteses fisiopatológicas para os sinais clínicos e a SFC. De acordo com revisões anteriores da literatura, o Japão e a Itália apresentaram a maior prevalência de PCA [90,91]. Verificámos que os Estados Unidos eram o terceiro país com uma frequência elevada. Este facto não tinha sido relatado anteriormente.

No entanto, a PCA foi documentada noutros países europeus, bem como na Ásia e em África. Dependendo da idade de início da doença, a anemia parece ser o principal sintoma inicial observado em indivíduos com menos de 30 anos. Nos doentes com idades compreendidas entre os 30 e os 50 anos, a diabetes era mais frequente do que a anemia. Por outro lado, os sintomas de NP ocorreram principalmente em doentes com 50 anos ou mais. Com exceção da idade de início da anemia (<20 anos), o nosso resultado foi semelhante ao descrito por Miyajima et al [92]. A idade mediana do início da doença, do início da diabetes, do início dos sintomas de NP e do diagnóstico da doença foi semelhante à descrita numa revisão que incluiu 55 doentes [91]. Ao mesmo tempo, encontrámos uma idade mediana de início da anemia mais jovem (31 anos) (39,5 anos) [91]. Da mesma forma, vários estudos relataram uma idade mediana semelhante no diagnóstico da doença (~ 40 anos) [19,91,93,94]. Observámos que a mediana da idade de diagnóstico estava próxima da mediana da idade de início dos sintomas de PN. No entanto, foi significativamente mais velha do que a idade mediana do início dos sinais sistémicos (p<0,001). Este achado também foi consistente com os achados de Vroegindeweij et al e Bianca et al [91,94]. O nosso estudo revelou que o diagnóstico de PCA é geralmente feito após o início dos sintomas de PN, enquanto o diagnóstico baseado em sinais sistémicos é menos frequente. O início da doença por anemia e/ou diabetes apresenta uma situação clínica de difícil diagnóstico [90]. Os nossos dados sublinham a importância de aumentar a sensibilização para a doença, a fim de reduzir o longo atraso no diagnóstico dos primeiros sintomas. De facto, a PCA requer um reconhecimento precoce e não deve ser negligenciada, particularmente em casos de diabetes ou anemia, uma vez que identificámos estes como os dois indicadores mais frequentes do início e progressão da doença. Este achado é consistente com os resultados de investigações anteriores [7,19,90,91]. Estudos anteriores mostraram que a presença de diabetes na PCA pode ser atribuída à sobrecarga excessiva de ferro no pâncreas [95]. No entanto, não encontrámos uma correlação significativa entre o início da diabetes ou a sua ocorrência durante o acompanhamento e o FS no tecido pancreático. Também especulamos que a FS hepática pode estar envolvida no mecanismo de início da diabetes, uma vez que desempenha um papel na hemostase da glicose e na sensibilidade à insulina [96]. O fígado interage funcionalmente com o tecido adiposo, outro importante regulador do balanço energético que desempenha um papel fundamental na resistência à insulina, no desenvolvimento da diabetes e da obesidade [97, 98]. Embora nos nossos casos incluídos não tenha sido registada a descrição de obesidade, a ocorrência de diabetes na PCA pode ser elucidada considerando a influência do tecido adiposo [97,98]. De facto, a ceruloplasmina é produzida e segregada como uma adipocina pelo tecido adiposo e a funcionalidade do tecido adiposo é afetada pela homeostase do ferro [97,98].

Embora o mecanismo exato subjacente ao aparecimento de diabetes em doentes com ACP continue a ser mal compreendido, a nossa meta-análise propõe uma nova hipótese fisiopatológica. Isto implica que a diabetes pode estar potencialmente ligada a um processo metabólico irregular que envolve perturbações nos níveis séricos de ferritina, ferro e cobre. Os nossos resultados sugerem que níveis elevados de ferritina, superiores a 700 ng/ml, podem contribuir para o aparecimento precoce da diabetes. Relatórios recentes demonstraram um risco aumentado de diabetes com níveis elevados de ferritina sérica em indivíduos saudáveis [99]. Estes resultados foram apoiados por duas outras meta-análises [19, 20]. De facto, Aregbesola et al mostraram que, em indivíduos saudáveis, as concentrações de ferritina entre 228 e 939 ng/ml estavam associadas a um aumento de aproximadamente 1,5 vezes na probabilidade de desenvolver diabetes [100]. Além disso, vários estudos recentes demonstraram uma elevada incidência de diabetes num prazo de 5 a 15 anos em indivíduos saudáveis com níveis elevados de ferritina sérica [99, 101]. Além disso, observámos que níveis de cobre sérico notavelmente baixos (<40ug/dl) surgiram como um fator importante associado ao desenvolvimento de diabetes. Esta descoberta foi corroborada por vários estudos que investigaram a relação entre os níveis de cobre sérico e o aparecimento de diabetes em indivíduos saudáveis [102-105]. Verificaram que a perturbação do metabolismo do cobre dá origem à diabetes, direta e indiretamente, através do stress oxidativo, envolvendo reacções como as reacções de Fenton e Haber-Weiss [104, 106]. Este stress oxidativo altera as células beta dos ilhéus pancreáticos, afectando a secreção de insulina, contribuindo para a resistência periférica à insulina e aumentando a vulnerabilidade à diabetes [102,103]. Da mesma forma, fora do PCA, casos de deficiência pronunciada de cobre no organismo levam à síntese insuficiente da proteína transportadora Glut-2, resultando em perturbação da produção de insulina [102]. Por outro lado, foi estabelecido que o aumento dos níveis de insulina pode despoletar a captação celular de ferro [102]. Isto sugere que os doentes que começaram com diabetes podem desenvolver anemia por deficiência de ferro na PCA. Do mesmo modo,

Jeppu et al. verificaram que existia uma associação inversa entre os níveis séricos de PC e a glucose no sangue em jejum em doentes sem PCA [106]. Todos esses achados corroboram nossas conclusões e sugerem que a ligação entre PCA e diabetes forma um círculo vicioso. Assim, a diabetes está associada a vários factores e à deterioração do tecido pancreático devido ao stress oxidativo, em vez da FH no pâncreas. Outra descoberta única foi o facto de os homens terem maior probabilidade de desenvolver a doença através da diabetes e as mulheres através da anemia, não tendo sido encontrada qualquer diferença significativa para os outros sintomas. A ferritina foi identificada como um fator que desencadeia o desenvolvimento da diabetes e varia consoante o sexo e a etnia [107]. Os nossos resultados mostraram que os homens eram mais propensos a ter níveis de ferritina >700 ng/ml do que as mulheres, que eram mais propensas a ter níveis <700 ng/ml. Assim, embora tenhamos verificado que um nível superior a 700 ng/ml estava associado ao desenvolvimento de diabetes e um nível inferior a 700 estava associado ao desenvolvimento de anemia, esta discrepância leva-nos a propor que níveis de ferritina mais elevados nos homens do que nas mulheres podem contribuir para uma maior suscetibilidade ao desenvolvimento de diabetes nos homens e de anemia nas mulheres. O nosso estudo revelou que as mulheres tinham uma mediana de ferro mais baixa, um cobre sérico mais elevado e níveis de ferritina significativamente mais baixos do que os homens. Esta diferença poderia explicar o aumento da anemia e não da diabetes nas mulheres. Do mesmo modo, em comparação com os homens entre indivíduos saudáveis, as mulheres enfrentam fontes adicionais de deficiência de ferro devido à menstruação, à gravidez e à amamentação, factores que poderiam contribuir para níveis mais baixos de ferritina [108]. É necessária mais investigação para compreender melhor as razões da discrepância no início da doença, com a diabetes a ocorrer predominantemente nos homens e a anemia nas mulheres.

Outro achado interessante foi que, dos seis casos incluídos para os quais havia dados disponíveis sobre os níveis de CT, três tinham níveis elevados de CT. Ao mesmo tempo, os níveis de TG estavam disponíveis em três estudos, com níveis normais em todos os casos. Num modelo de rato deficiente em ceruloplasmina, Raia et al mostraram uma ligação entre o ferro e o dismetabolismo lipídico [109]. De facto, a sua investigação mostrou que o tratamento destes ratos com ceruloplasmina limitou a infiltração de macrófagos no tecido adiposo e hepático, reduziu os níveis séricos de TG e restaurou parcialmente os níveis de adipocinas no tecido adiposo. [109]. Além disso, o transporte de variantes heterozigóticas de CP, associado a níveis elevados de ferritina sérica e deposição de ferro no fígado, tem sido considerado um fator de risco para a progressão de fígado gordo não alcoólico/doença hepática esteatósica não alcoólica (NAFLD/NASH) [110]. Embora na nossa pesquisa tenhamos encontrado apenas um caso relatado de PCA com esteatose e nenhum tivesse NAFLD/NASH [46], estes resultados realçam a ligação crucial entre a regulação do ferro e o metabolismo lipídico. É necessária mais investigação para desvendar e clarificar esta relação. Em conjunto com o processo fisiopatológico previamente elucidado da SFC na PCA, a atual meta-análise apresenta uma explicação inovadora. Sugerimos que a diabetes pode desempenhar um papel indireto e crucial. A nossa análise univariada revelou evidências de que a diabetes era um fator de risco comum significativo para a HF no cérebro, nos gânglios basais, no tálamo e nos núcleos denteados. Do mesmo modo, foi observado em investigações recentes que os níveis de ferro no cérebro de pessoas com diabetes (fora da PCA) eram significativamente mais elevados em áreas específicas como o striatum, abrangendo o caudado, o putamen, o pallidumn e o córtex do lobo frontal, em comparação com indivíduos saudáveis. [30]. De facto, o aumento dos níveis de glicose pode levar à libertação de produtos finais de glicação avançada que podem desencadear inflamação e stress oxidativo, influenciando potencialmente a SFC [102, 1061]. Além disso, o stress oxidativo tem o potencial de perturbar a integridade da barreira hemato-encefálica, facilitando potencialmente a passagem de mais ferro para o tecido cerebral [102,106]. Dado que as evidências de estudos in vitro mostram que a insulina provoca a deslocação dos receptores de transferrina para a superfície celular, levando a um aumento da captação celular de ferro [111]. Assim, em condições de resistência à insulina, a hiperinsulinemia pode desempenhar um papel na circulação de receptores de transferrina solúveis [111]. Também foi demonstrado que níveis elevados de ferritina estão negativamente correlacionados com a sensibilidade à insulina [111]. Além disso, verificámos que a TS <20% estava significativamente associada à SFC, sugerindo uma maior quantidade de transferrina solúvel no sangue e no cérebro na PCA. Dado que a PCA é caracterizada por níveis elevados de ferritina, diabetes mal controlada com insulina, sugerindo resistência à insulina e TS baixa, é evidente que a diabetes, através de um efeito indireto, pode ser um dos múltiplos mecanismos da SFC na PCA. Este achado interessante pode ajudar-nos a compreender por que razão os doentes que começaram com diabetes eram mais propensos a desenvolver SFC do que os outros doentes, e pode fornecer uma explicação para a ausência ou baixa SFC em doentes que inicialmente manifestam sintomas de NP e que, subsequentemente, não desenvolvem sinais sistémicos. É ainda necessária mais investigação para estabelecer relações causais definitivas. Embora tenhamos encontrado uma correlação significativa entre a anemia e a SF nos gânglios basais e no tálamo, Miao et al. Miao et al. mostraram um aumento nos níveis de desoxihemoglobina em regiões hipóxicas em pacientes anémicos e isto pode até desempenhar um papel na determinação da SFC [112]. O mecanismo fisiológico e patológico exato responsável por esta ligação ainda não foi definitivamente estabelecido. Embora tenhamos verificado que a diabetes está significativamente associada à SFC e que a sua ocorrência é mais provável nos homens, previmos que o sexo masculino seria um fator de risco, mas verificámos que as mulheres tinham maior probabilidade de ter SFC. Mesmo após o ajuste para o aparecimento de diabetes como sinal clínico inicial ou no acompanhamento, os homens também permaneceram negativamente associados à SFC. A literatura tem suscitado debates sobre as FS específicas do género. Em doentes com doença de Alzheimer ou de Parkinson, a investigação demonstrou que a SFC é mais elevada nos homens do que nas mulheres. No entanto, vários estudos demonstraram que as mulheres acumulam mais ferro no cérebro do que os homens, mesmo quando o gene HFE está mutado [112-114]. Este facto sugere que os cérebros das mulheres podem ser mais sensíveis à deficiência de ferro do que os dos homens, levando a uma maior SFC [112-114].

De acordo com os nossos dados, enquanto apenas os movimentos anormais foram associados à FS no putamen e pallidum e as perturbações cognitivas à FS no córtex cerebral, não houve outras associações estatisticamente significativas entre os sintomas de PN e a FS. A influência da SFC no aparecimento de sintomas de PN não pode ser excluída. Assim, propomo-nos considerar hipóteses alternativas. Verificámos que as pessoas com crises epilépticas apresentavam níveis de glicose no sangue significativamente mais baixos do que as pessoas sem crises. Este facto sugere uma potencial associação entre a hipoglicemia e o aparecimento destas crises, em vez da SFC. Além disso, foi demonstrado que a insulina melhora a memória através da regulação da plasticidade sináptica no hipocampo [115], pelo que a resistência à insulina na PCA pode levar a um défice cognitivo. Além disso, a investigação demonstrou uma redução significativa da síntese de dopamina nos sinaptossomas estriatais em ratos diabéticos, em comparação com o grupo de controlo [115]. Consequentemente, podemos sugerir que o parkinsonismo também pode ser atribuído à resistência à insulina e ao metabolismo deficiente da glucose. Com base nestes resultados, podemos sugerir que, para além da SFC, os sintomas de NP também podem ser induzidos por perturbações metabólicas resultantes da diabetes e da anemia na PCA. Embora os motivos pelos quais os doentes com níveis extremamente baixos de PC iniciam a doença com sintomas sistémicos e mais tarde desenvolvem sintomas de NP e SFC sejam evidentes nos nossos dados, a ligação fisiopatológica entre uma diminuição moderada dos níveis de PC e o início da doença com sinais de NP, particularmente em doentes com RM cerebral normal, permanece por esclarecer. A RM convencional normal pode ser explicada por uma pequena quantidade de deposição de ferro que não pode ser detectada pela RM cerebral convencional. Esta hipótese foi apoiada por relatos de casos em que doentes sem SFC começaram com sintomas de PN, enquanto a análise patológica mostrou uma SFC ligeira nos gânglios basais e no tálamo, com uma ligeira diminuição do número de neurónios e uma depleção significativa das células de Purkinje no córtex cerebelar [30].

A nossa meta-análise foi limitada pelo número de casos publicados desta doença rara. Para além disso, os estudos publicados nem sempre incluíam todos os dados, tais como resultados biológicos ou ressonância magnética cerebral.

5. Conclusão

Nesta meta-análise, verificámos que, nas fases iniciais da aceruloplasminemia, os homens tendem a desenvolver primeiro a diabetes, enquanto as mulheres têm maior probabilidade de sofrer de anemia no início. Os indivíduos com menos de 50 anos têm maior probabilidade de apresentar sinais sistémicos e os indivíduos com mais de 50 anos tendem a apresentar principalmente sintomas neuropsiquiátricos. Os nossos resultados mostraram que vários factores contribuem para estes fenótipos variados. A diabetes foi o fator predominante associado à sobrecarga cerebral de ferro.

Referências

[1] C.H. Ou-Yang, H.I. Lin, C.H. Lin, Geração de uma linha de células estaminais pluripotentes induzidas humanas NTUHi002-A a partir de um doente com aceruloplasminemia que apresenta uma mutação de splicing homozigótica c.607+1 delG no gene CP, Stem Cell Res 63 (2022), 102856, https://doi.org/10.1016/j.scr.2022.102856.

[2] N.E. Hellman, J.D. Gitlin, Ceruloplasmin metabolism and function, Annu. Rev. Nutr. 22 (2002) 439-458, https://doi.org/10.1146/annurev. nutr.22.012502.114457.

[3] H. Miyajima, Aceruloplasminemia, Neuropathology 35 (2015) 83-90, https:// doi.org/10.1111/neup.12149.

[4] M.J. Page, J.E. McKenzie, P.M. Bossuyt, I. Boutron, T.C. Hoffmann, C.D. Mulrow, L. Shamseer, J.M. Tetzlaff, E.A. Akl, S.E. Brennan, R. Chou, J. Glanville, J. M. Grimshaw, A. Hr'objartsson, M.M. Lalu, T. Li, E.W. Loder, E. Mayo-Wilson, S. McDonald, L.A. McGuinness, L.A. Stewart, J. Thomas, A.C. Tricco, V.A. Welch, P. Whiting, D. Moher, A declaração PRISMA 2020: uma diretriz atualizada para relatar revisões sistemáticas, BMJ 372 (2021) n71, https://doi.org/10.1136/ bmj.n71.

[5] Z. Miyake, K. Nakamagoe, K. Yoshida K. T. Kondo, A. Tamaoka, Deferasirox pode ser eficaz para anemia microcítica e sintomas neurológicos associados à aceruloplasminemia: um relato de caso e revisão da literatura, Intern. Med. 59 (2020) 1755-1761.

[6] A. McNeill, M. Pandolfo, J. Kuhn, H. Shang, H. Miyajima, A apresentação neurológica das mutações do gene da ceruloplasmina, Eur. Neurol. 60 (2008) 200-205, https://doi.org/10.1159/000148691.

[7] C.M. Anugwom, C.G. Moscoso, N. Lim, M. Hassan, Aceruloplasminemia: um relato de caso e revisão de uma doença rara e incompreendida de acumulação de ferro, Cureus 12 (2020), e11648, https://doi.org/10.7759/cureus.

[8] L.H.P. Vroegindeweij, A.J.W. Boon, J.H.P. Wilson, J.G. Langendonk, Efeitos da terapia de quelação de ferro no curso clínico da aceruloplasminemia: uma análise de relatos de casos agregados, Orphanet J. Rare Dis. 15 (2020) 105, https://doi. org/ 10.1186/s13023-020-01385.

[9] M. Walterfang, E. March, D. Varghese, K. Miller, L. Simpson, B. Tomlinson, D. Velakoulis, Schizophrenia-like psychosis and aceruloplasminemia, Neuropsychiatr. Dis. Treat. 2 (2006) 577-581, https://doi.org/10.2147/ nedt.2006.2.4.577.

[10] T. Kawanami, T. Kato, M. Daimon, M. Tominaga, H. Sasaki, K. Maeda, S. Arai, Y. Shikama, T. Katagiri, Hereditary caeruloplasmin deficiency: Clinicopathological study of a patient, J. Neurol. Neurosurg. Psychiatry 61 (1996) 506-509, https://doi.org/10.1136/jnnp.61.5.506.

[11] Z.L. Harris, Y. Takahashi, H. Miyajima, M. Serizawa, R.T. MacGillivray, J. D. Gitlin, Aceruloplasminemia: caraterização molecular desta doença do metabolismo do ferro, Proc. Natl. Acad. Sci. USA 92 (1995) 2539-2543, https://doi.org/ doi.org10.1073/pnas.92.7.2539.

[12]   S. Bosio, M. De Gobbi, A. Roetto, G. Zecchina, E. Leonardo, M. Rizzetto, C. Lucetti, L. Petrozzi, U. Bonuccelli, C. Camaschella, Anemia and iron overload due to compound heterozygosity for novel ceruloplasmin mutations, Blood 100 (2002) 2246-2248, https://doi.org/10.1182/blood-2002-02-0584.

[13]   M. Watanabe, C. Asai, K. Ishikawa, A. Kiyota, T. Terada, S. Kono, H. Miyajima, A. Okumura, Central diabetes insipidus and hypothalamic hypothyroidism associated with aceruloplasminemia, Intern Med 49 (2010) 1581-1585, https:// doi.org/10.2169/internalmedicine .49.3508.

[14]   Y. Suzuki, K. Yoshida, Y. Aburakawa, K. Kuroda, T. Kimura, T. Terada, S. Kono, H. Miyajima, O. Yahara, Effectiveness of oral iron chelator treatment with deferasirox in an aceruloplasminemia patient with a novel ceruloplasmin gene mutation, Intern Med 52 (2013) 1527-1530, https://doi.org/10.2169/internalmedicine.52.0102.

[15]   M. Kerkhof, P. Honkoop, Never forget aceruloplasminemia in case of highly suggestive Wilson's disease score, Hepatology 59 (2014) 1645-1647, https://doi. org/10.1002/hep.26719 (n.d).

[16]   M. Ogimoto, K. Anzai, H. Takenoshita, K. Kogawa, Y. Akehi, R. Yoshida, M. Nakano, K. Yoshida, J. Ono, Critérios para a identificação precoce da aceruloplasminemia, Intern Med 50 (2011) 1415-1418, https://doi.org/ 10.2169/internalmedicine. 50.5108.

[17]   Y. Hatanaka, T. Okano, K. Oda, K. Yamamoto, K. Yoshida, Aceruloplasminemia with juvenile-onset diabetes mellitus caused by exon skipping in the ceruloplasmin gene, Intern Med 42 (2003) 599-604, https://doi.org/10.2169/ internalmedicine .42.599.

[18]   N.E. Hellman, M. Schaefer, S. Gehrke, P. Stegen, W.J. Hoffman, J.D. Gitlin, W. Stremmel, Hepatic iron overload in aceruloplasminaemia, Gut 47 (2000) 858-860, https://doi.org/10.1136/gut.47.6.858.

[19]   A. Meral Gunes, M. Sezgin Evim, B. Baytan, A. Iwata, A. Hida, R. Avci, Aceruloplasminemia in a Turkish adolescent with a novel mutation of ceruloplasmin gene: the first diagnosed case from Turkey, J. Pediatr. Hematol. Oncol. 36 (2014) 423-425, https://doi.org/10.1097/MPH.0000000000000053.

[20]   C. Bethlehem, B. van Harten, M. Hoogendoorn, envolvimento do sistema nervoso central numa doença genética rara de sobrecarga de ferro, Neth. J. Med 68 (2010) 316-318.

[21]   M. Daimon, S. Susa, T. Ohizumi, S. Moriai, T. Kawanami, A. Hirata, H. Yamaguchi, H. Ohnuma, M. Igarashi, T. Kato, A novel mutation of the ceruloplasmin gene in a patient with heteroallelic ceruloplasmin gene mutation (HypoCPGM), Tohoku J. Exp. Med 191 (2000) 119-125, https://doi.org/ 10.1620/tjem.191.119.

[22]   H. Lobbes, Q. Reynaud, S. Mainbourg, C. Savy-Stortz, M. Ropert, E. Bardou-Jacquet, S. Durupt, Uma nova variante missense patogénica numa família consanguínea do norte de África responsável por um fenótipo de aceruloplasminemia altamente variável: um relato de caso, Front Neurosci. 16 (2022), 906360, https://doi.org/ 10.3389/fnins.2022.906360.

[23]   M. Hayashida, S. Hashioka, H. Miki, M. Nagahama, R. Wake, T. Miyaoka, J. Horiguchi,

Aceruloplasminemia com excitação psicomotora e sinal neurológico foi melhorada com minociclina (Relato de caso), Med. (Baltim.) 95 (2016), e3594, https://doi.org/10.1097/MD.0000000000003594.

[24]   H. Miyajima, Y. Takahashi, H. Shimizu, N. Sakai, T. Kamata, E. Kaneko, Diabetes mellitus de início tardio em pacientes
com aceruloplasminemia hereditária, Intern Med 35 (1996) 641-645,
https://doi.org/10.2169/internalmedicine.35.641 (n. d).

[25]   M. OndrejkovEcov'a, S. Dra^/ilov'a. M. Drakulov'a, J.L. Siles, R. Zemjarov'a Mezensk'a, P. Jungov'a, M. Fabi'an, B. Rychly, M. ^Zigrai. Nova mutação do gene da ceruloplasmina no caso de um doente neurologicamente assintomático com anemia microcítica, obesidade e suposta doença de Wilson, BMC Gastroenterol. 20 (2020), 95, https://doi.org/10.1186/s12876-020-01237-8.

[26]   A. Matsushima, T. Yoshida, K. Yoshida, S. Ohara, Y. Toyoshima, A. Kakita, S. Ikeda, Siderose superficial associada a aceruloplasminemia. Relato de caso, J. Neurol. Sci. 339 (2014) 231-234,
https://doi.org/10.1016/j.jns.2014.02.014.

[27]   O. Furashova, S. Mielke, U. Lindner, Manifestações oculares assintomáticas de aceruloplasminemia em dois irmãos adultos brancos: uma abordagem de imagiologia multimodal, Retin Cases Brief. Rep. 17 (2023) 273-278.

[28]   M. Grisoli, A. Piperno, L. Chiapparini, R. Mariani, M. Savoiardo, MR imaging of cerebral cortical involvement in aceruloplasminemia, AJNR Am. J. Neuroradiol. 26 (2005) 657-661.

[29]   S.T. Aydemir, O. Bulut, S. Ceylaner, M.C. Akbostanci, Aceruloplasminemia presenting with asymmetric chorea   due   to   a   novel   frameshift   mutation,   Mov.   Disord.   Clin.   Pr.   7   (2020)   S67-S70, https://doi.org/10.1002/mdc3.13062.
[30]   H. Miyajima, S. Kono, Y. Takahashi, M. Sugimoto, M. Sakamoto, N. Sakai, Ataxia cerebelar associada a mutação heteroalélica do gene da ceruloplasmina, Neurology 57 (2001) 2205-2210,
https://doi.org/10.1212/wnl.57.12.2205.

[31]   S. Nagata, N. Ikegaya, S. Ogino, S. Uchida, M. Itaya, A. Momita, S. Shinozaki, M. Ohura, K. Kuriki, S. Kono, H. Miyajima, A. Hishida, A ressecção do câncer de tireoide foi associada à resolução da hiporresponsividade a um agente estimulador da eritropoiese em um paciente em hemodiálise com aceruloplasminemia, Intern Med 56 (2017) 805810, https://doi.org/10.2169/ internalmedicine.56.7455.

[32]   M.H. Bjork, I.O. Gjerde, C. Tzoulis, R.J. Ulvik, L.A. Bindoff, A man in his 50s with high ferritin levels and increasing cognitive impairment (Inglês, Norueguês), Tidsskr. Nor. Laege 135 (2015) 1369-1372, https://doi.org/10.4045/ tidsskr. 14.1115.

[33]   I. Haemers, S. Kono, S. Goldman, J.D. Gitlin, M. Pandolfo, Clinical, molecular, and PET study of a case of aceruloplasminaemia presenting with focal cranial dyskinesia, J. Neurol. Neurosurg. Psychiatry 75 (2004) 334-337, https://doi.org/ 10.1136/jnnp.2003.017434.

[34]   M. Badat, B. Kaya, P. Telfer, A terapia combinada com deferoxamina e deferiprona concomitantes é eficaz no tratamento da carga de ferro cardíaca resistente na aceruloplasminaemia, Br. J. Haematol. 171 (2015) 430-432, https://doi.org/ 10.1111/bjh.13401.

[35]   Y. Takeuchi, M. Yoshikawa, T. Tsujino, S. Kohno, N. Tsukamoto, A. Shiroi, E. Kikuchi, H. Fukui, H. Miyajima, A case of aceruloplasminaemia: abnormal serum ceruloplasmin protein without ferroxidase activity, J. Neurol. Neurosurg. Psychiatry 72 (2002) 543-545, https://doi.org/10.1136/jnnp.72.4.543.

[36]   F. Chr'etien, J. Servan, J. Mikol, M. Trierweiller, D. Elghozi, F. Gray, A 70-year-old man with extrapyramidal symptoms, dementia and hemosiderosis, Brain Pathol. 16 (2006) 235-236, https://doi.org/10.1111/j.1750- 3639.2006.00014 1.x.

[37]   M. Yonekawa, T. Okabe, Y. Asamoto, M. Ohta, Um caso de deficiência hereditária de ceruloplasmina com deposição de ferro no cérebro associada a coreia, demência, diabetes mellitus e pigmentação da retina: administração de plasma humano fresco congelado, Eur. Neurol. 42 (1999) 157-162, https://doi.org/10.1159/000008091.

[38]   K. Yamaguchi, S. Takahashi, T. Kawanami, T. Kato, H. Sasaki, Retinal degeneration in hereditary ceruloplasmin deficiency, Ophthalmologica 212 (1998) 11-14, https://doi.org/10.1159/000027251.

[39]   H.F. Shang, X.F. Jiang, J.M. Burgunder, Q. Chen, D. Zhou, Nova mutação no gene da ceruloplasmina que causa uma perturbação cognitiva e do movimento com diabetes mellitus, Mov. Disord. 21 (2006) 2217-2220, https://doi.org/10.1002/ mds.21121.

[40]   M. Rusticeanu, V. Zimmer, L. Schleithoff, K. Wonney, J. Viera, A. Zimmer, U. Hübschen, R.M. Bohle, F. Grünhage, F. Lammert, Nova mutação de ceruloplasmina causando aceruloplasminemia com sobrecarga de ferro hepático e diabetes sem sintomas neurológicos, Clin. Genet 85 (2014) 300-301, https://doi.org/ 10.1111/cge.12145.

[41]   Y. Xiao, C. Zhu, F. Jiang, Q. Gao, H. Lu H, C. Wang, L. Wei, Novel ceruloplasmin gene mutation causing aceruloplasminemia with diabetes in a Chinese woman: a case report, Ann. Palliat. Med 11 (2022) 2516-2522, https://doi.org/10.21037/ apm-21-1086.

[42]   C.C. Ronquillo, L. Sauer, D. Morgan, J.B. Heckzo, D.J. Creel, N. Mamalis, M. M. DeAngelis, G.S. Hagemann, P.S. Bernstein, Ausência de degeneração macular num doente com aceruloplasminemia, Retina 39 (2019) 1824-1828, https://doi. org/10.1097/IAE.0000000000002628.

[43]   R. Roberti Mdo, H.M. Borges Filho, C.H. Gonçalves, F.L. Lima, Aceruloplasminemia: uma doença rara - diagnóstico e tratamento de dois casos, Rev. Bras. Hematol. Hemoter. 33 (2011) 389-392, https://doi.org/10.5581/1516- 8484.20110104.

[44]   L. Poli, A. Alberici, P. Buzzi, E. Marchina, A. Lanari, C. Arosio, A. Ciccone, F. Semeraro, R. Gasparotti, A. Padovani, B. Borroni, Is aceruloplasminemia treatable? Combinando quelação de ferro e tratamento com plasma fresco congelado, Neurol. Sci. 38 (2017) 357-360, https://doi.org/10.1007/s10072-016-2756-x.

[45] F. P'erez-Aguilar, J.A. Burguera, S. Benlloch, M. Berenguer, J.M. Ray'on, Aceruloplasminemia num doente assintomático com uma nova mutação. Diagnosis and family genetic analysis, J. Hepatol. 42 (2005) 947-949, https://doi.org/ 10.1016/j.jhep.2005.02.013.

[46] S. Pelucchi, R. Mariani, G. Ravasi, I. Pelloni, M. Marano, L. Tremolizzo, M. Alessio, A. Piperno, Phenotypic heterogeneity in seven Italian cases of aceruloplasminemia, Park. Relat. Disord. 51 (2018) 36-42, https://doi.org/ 10.1016/j.parkreldis.2018.02.036.

[47] N.E. Parks, R.A. Vandorpe, J.J. Moeller, Teaching NeuroImages: neurodegeneration with brain iron accumulation in aceruloplasminemia, Neurology 81 (2013) e151-e152, https://doi.org/10.1212/01.wnl.0000435557.21319.ad.

[48] H. Morita, S. Ikeda, K. Yamamoto, S. Morita, K. Yoshida, S. Nomoto, M. Kato, N. Yanagisawa, Hereditary ceruloplasmin deficiency with hemosiderosis: a clinicopathological study of a Japanese family, Ann. Neurol. 37 (1995) 646-656, https://doi.org/10.1002/ana.410370515.

[49] J.L. Dunaief, C. Richa, E.P. Franks, R.L. Schultze, T.S. Aleman, J.F. Schenck, E. A. Zimmerman, D.G. Brooks, Macular degeneration in a patient with aceruloplasminemia, a disease associated with retinal iron overload, Ophthalmology 112 (2005) 1062-1065, https://doi.org/10.1016/j. ophtha.2004.12.029.

[50] D. Di Raimondo, A. Pinto, A. Tuttolomondo, P. Fernandez, C. Camaschella, G. Licata, Aceruloplasminemia: um relato de caso, Intern Emerg. Med. 3 (2008) 395-399, https://doi.org/10.1007/s11739-008-0150-2.

[51] R. Muroi, H. Yagyu, H. Kobayashi, M. Nagata, N. Sato, J. Ideno, N. Fujita, A. Ando, K. Okada, Y. Takiyama, S. Nagasaka, H. Miyajima, I. Nakano, S. Ishibashi, Early onset insulin-dependent diabetes mellitus as an initial manifestation of aceruloplasminaemia, Diabet. Med. 23 (2006) 1136-1139, https://doi.org/10.1111/j.1464- 5491.2006.01883.x.

[52] M. Watanabe, K. Ohyama, M. Suzuki, Y. Nosaki, T. Hara, K. Iwai, S. Kono, H. Miyajima, K. Mokuno, Aceruloplasminemia com mutações heterozigóticas compostas anormais desenvolveu disfunção neurológica durante a terapia de flebotomia, Intern. Med. 15 (2018) 2713-2718, https://doi.org/10.2169/ internalmedicine.9855-17.

[53] H. Miyajima, Y. Takahashi, S. Kono, A. Hishida, K. Ishikawa, M. Sakamoto, Frontal lobe dysfunction associated with glucose hypometabolism in aceruloplasminemia, J. Neurol. 252 (2005) 996-997, https://doi.org/10.1007/ s00415-005-0796-x.

[54] H. Miyajima, Y. Takahashi, M. Serizawa, E. Kaneko, J.D. Gitlin, Increased plasma lipid peroxidation in patients with aceruloplasminemia, Free Radic. Biol. Med. 20 (1996) 757-760, https://doi.org/10.1016/0891-5849(95)02178- 7.

[55] J.M. Melgari, M. Marano, C.C. Quattrocchi, A. Piperno, C. Arosio, M. Frontali, S. Nuovo, M. Siotto, G. Salomone, R. Altavilla, L. di Biase, F. Scrascia, R. Squitti, F. Vernieri, Movement disorders and brain iron

overload in a new subtype of aceruloplasminemia, Park. Relat. Disord. 21 (2015) 658-660, https://doi.org/10.1016/j.parkreldis.2015.03.014.

[56] O. Lor'eal, B. Turlin, C. Pigeon, A. Moisan, M. Ropert, P. Morice, Y. Gandon, A. M. Jouanolle, M. V'erin, R.C. Hider, K. Yoshida, P. Brissot, Aceruloplasminemia: new clinical, pathophysiological and therapeutic insights, J. Hepatol. 36 (6) (2002) 851, https://doi.org/10.1016/s0168-8278(02)00042-9.

[57] U. Lindner, D. Schuppan, L. Schleithoff, J.O. Habeck, T. Grodde, K. Kirchhof, U. Stoelzel, Aceruloplasminaemia: uma família com uma nova mutação e terapêutica a longo prazo com deferasirox, Horm. Metab. Res 47 (2015) 303-308, https://doi.org/10.1055/s-0034-1383650.

[58] M.C. Hines, Hl Bonkovsky, S.R. Rudnick, J.T. Mhoon, Neuropatia periférica e o gene da ceruloplasmina, Ann. Intern 168 (2018) 894-895, https://doi.org/10.7326/L17-0621.

[59] A. Hida, H. Kowa, A. Iwata, M. Tanaka, S. Kwak, S. Tsuji, Aceruloplasminemia numa mulher japonesa com uma nova mutação do gene CP: apresentações clínicas e análise da patogénese genética e molecular, J. Neurol. Sci. 298 (2010) 136-139, https://doi.org/10.1016/j.ins.2010.08.019.

[60] J. Kuhn, H. Miyajima, Y. Takahashi, B. Kunath, U. Hartmann-Klosterkoetter, D. Cooper-Mahkorn, M. Schaefer, H. Bewermeyer, Extrapyramidal and cerebellar movement disorder in association with heterozygous ceruloplasmin gene mutation, J. Neurol. 252 (2005) 111-113, https://doi.org/10.1007/s00415-005-0608-3.

[61] J. Kuhn, H. Bewermeyer, H. Miyajima, Y. Takahashi, K.F. Kuhn, T. U. Hoogenraad, Treatment of symptomatic heterozygous aceruloplasminemia with oral zinc sulphate, Brain Dev. 29 (2007) 450-453, https://doi.org/10.1016/j.braindev.2007.01.001.

[62] S. Kono, H. Suzuki, K. Takahashi, Y. Takahashi, K. Shirakawa, Y. Murakawa, S. Yamaguchi, H. Miyajima, Hepatic iron overload associated with a decreased serum ceruloplasmin level in a novel clinical type of aceruloplasminemia, Gastroenterology 131 (2006) 240-245, https://doi.org/10.1053/j.gastro.2006.04.017.

[63] A. Finkenstedt, E. Wolf, E. Hofner, B.I. Gasser, S. B "osch. R. Bakry, M. Creus, C. Kremser, M. Schocke, M. Theurl, P. Moser, M. Schranz, G. Bonn, W. Poewe, W. Vogel, A.R. Janecke, H. Zoller, Hepatic but not brain iron is rapidly chelated by deferasirox in aceruloplasminemia due to a novel gene mutation, J. Hepatol. 53 (2010) 1101-1107, https://doi.org/10.1016/j.jhep.2010.04.039.

[64] S. Kohno, H. Miyajima, Y. Takahashi, Y. Inoue, Aceruloplasminemia with a novel mutation associated with parkinsonism, Neurogenetics 2 (2000) 237-238, https://doi.org/10.1007/s100489900082.

[65] H.K. Kim, C.S. Ki, Y.J. Kim, M.S. Lee, Achados Radiológicos de Duas Irmãs com Aceruloplasminemia Apresentando Coréia, Clin. Neuroradiol. 27 (2017) 385-388, https://doi.org/10.1007/s00062-017-0573-0.

[66] R. Kassubek, I. Uttner, C. Schonfeldt-Lecuona, J. Kassubek, B.J. Connemann, Alargamento do fenótipo da aceruloplasminemia: NBIA na imagiologia e acantocitose, mas apenas achados neurológicos menores, J. Neurol. Sci. 376 (2017) 151-152, https://doi.org/10.1016/j.ins.2017.03.019.

[67] A. Jim'enez-Huete, J. Bernar, H. Miyajima, Y. Takahashi, J. Alvarez-Linera, O. Franch, M.S. van der Knaap, Multiple motor system dysfunction associated with a heterozygous ceruloplasmin gene mutation, J. Neurol. 255 (2008) 1083-1084, https://doi.org/10.1007/s00415- 008-0823-9.

[68] W.P. Hofmann, C. Welsch, Y. Takahashi, H. Miyajima, U. Mihm, C. Krick, S. Zeuzem, C. Sarrazin, Identification and in silico characterization of a novel compound heterozygosity associated with hereditary aceruloplasminemia, Scand. J. Gastroenterol. 42 (2007) 1088-1094, https://doi.org/10.1080/ 00365520701278810.

[69] A. Fasano, C. Colosimo, H. Miyajima, P.A. Tonali, T.J. Re, A.R. Bentivoglio, Aceruloplasminemia: uma nova mutação numa família com variabilidade fenotípica marcada, Mov. Disord. 23 (2008) 751-755, https://doi.org/10.1002/ mds.21938.

[70] M. Daimon, T. Kato, T. Kawanami, M. Tominaga, M. Igarashi, K. Yamatani, H. Sasaki, A nonsense mutation of the ceruloplasmin gene in hereditary ceruloplasmin deficiency with diabetes mellitus, Biochem Biophys. Res Commun. 217 (1995) 89-95, https://doi.org/10.1006/bbrc.1995.2749.

[71] M. Tai, N. Matsuhashi, O. Ichii, T. Suzuki, Y. Ejiri, S. Kono, T. Terada, H. Miyajima, M. Harada, Caso de aceruloplasminemia pré-sintomática tratada com deferasirox, Hepatol. Res 44 (2014) 1253-1258, https://doi.org/10.1111/ hepr.12292.

[72] Y. Takahashi, H. Miyajima, S. Shirabe, S. Nagataki, A. Suenaga, J.D. Gitlin, Characterization of a nonsense mutation in the ceruloplasmin gene resulting in diabetes and neurodegenerative disease, Hum. Mol. Genet 5 (1996) 81-84, https://doi.org/10.1093/hmg/5.1.81.

[73] P. Feraco, A. Conficoni, B. Petralia, P. Lanza, Brain iron accumulation: don't forget aceruloplasminemia, Eur. Biomed. 15 (2020) 107-109.

[74] F. Touarsa, D.A. Mohamed, B. Onka, S. Rostoum, N. Ech-Cherif El Kettani, M. Fikri, M. Jiddane, Brain iron accumulation on MRI revealing aceruloplasminemia: a rare cause of simultaneous brain and systemic iron overload, BJR Case Rep. 8 (2022) 20220035, https://doi.org/10.1259/ bjrcr.20220035.

[75] J.I. Logan, K.B. Harveyson, G.B. Wisdom, A.E. Hughes, G.P. Archbold, Hereditary caeruloplasmin deficiency, dementia and diabetes mellitus, QJM 87 (1994) 663-670.

[76] N. Okamoto, S. Wada, T. Oga, Y. Kawabata, Y. Baba, D. Habu, Z. Takeda, Y. Wada, Hereditary ceruloplasmin deficiency with hemosiderosis, Hum. Genet 97 (1996) 755-758, https://doi.org/10.1007/BF02346185.

[77] G. Ravasi, S. Pelucchi, F. Canonico, R. Mariani, A. Piperno, Fenótipo atípico num doente com ceruloplasmina
mutações no estado heterozigótico composto, Meta Gene 29 (2021), 100905, https://doi.org/10.1016/j.mgene.2021.100905.

[78]   L. Zhou, Y. Chen, Y. Li, S. Gharabaghi, Y. Chen, S.K. Sethi, Y. Wu, E.M. Haacke, Distribuição e quantificação do ferro intracraniano na aceruloplasminemia: Um estudo de caso, Magn. Reson Imaging 70 (2020) 29-35, https://doi.org/10.1016/j. mri.2020.02.016.

[79]   F.M. Skidmore, V. Drago, P. Foster, I.M. Schmalfuss, K.M. Heilman, R.R. Streiff, Aceruloplasminaemia com atrofia progressiva sem sobrecarga de ferro no cérebro: tratamento com quelação oral, J. Neurol. Neurosurg. Psychiatry 79 (2008) 467-470, https://doi.org/10.1136/jnnp.2007.120568.

[80]   Y. ¡Arslan, U. S ener, A. Sariteke, Y. Zorlu, Aceruloplasminemia apresentando comprometimento cognitivo, Turk. J. Neurol. 23 (2017) 134-135, https://doi.org/ 10.4274/tnd.37640.

[81]   R. Mariani, C. Arosio, S. Pelucchi, M. Grisoli, A. Piga, P. Trombini, A. Piperno, Iron chelation therapy in aceruloplasminaemia: study of a patient with a novel missense mutation, Gut 53 (2004) 756-758, https://doi.org/10.1136/ gut.2003.030429.

[82]   G.L. Calder, M.H. Lee, N. Sachithanandan, S. Bell, H. Zeimer, R.J. MacIsaac, Aceruloplasminaemia: um distúrbio de diabetes e neurodegeneração, Intern Med J. 47 (2017) 115-118, https://doi.org/10.1111/imj.13309.

[83]   G.M. Riboldi, K. Anstett, R. Jain, H. Lau, D. Swope, Aceruloplasminemia e cavitação putaminal, Park. Relat. Disord. 51 (2018) 121-123, https://doi.org/ 10.1016/j.parkreldis.2018.03.003.

[84]   B. Park, E.A. Yoo, H.S. Park, Aceruloplasminemia apresenta-se como diabetes tipo 2 associada a anemia microcítica   inexplicada: um   relato   de   caso,   J.   Korean.   Diabetes   23   (2022)   144-152, https://doi.org/10.4093/jkd.2022.23.2.144.

[85]   F. Ashrafi, M. Salari, F. Nouri, F. Shiravi, Dementia as a core clinical feature of a patient with aceruloplasminemia, Clin. Case Rep. 10 (2022), e05581, https://doi. org/10.1002/ccr3.5581.

[86]   A. Yamamura, Y. Kikukawa, K. Tokunaga, E. Miyagawa, S. Endo, H. Miyake, H. Hata, H. Mitsuya, K. Yoshida, M. Matsuoka, Pancitopenia e alterações mielodisplásicas na aceruloplasminemia: um caso com uma nova variante patogénica no gene da ceruloplasmina, Intern Med 57 (2018) 1905-1910, https://doi.org/10.2169/ internalmedicine.9496- 17.

[87]   M. Watanabe, K. Ohyama, M. Suzuki, Y. Nosaki, T. Hara, K. Iwai, S. Kono, H. Miyajima, K. Mokuno, Aceruloplasminemia com mutações heterozigóticas compostas anormais desenvolveu disfunção neurológica durante   a   terapia   de   flebotomia,   Intern   Med   57   (2018)   2713-2718,   https://doi.org/10.2169/ internalmedicine.9855-17.

[88]   F. Ashrafi, M. Salari, F. Nouri, F. Shiravi, Dementia as a core clinical feature of a patient with aceruloplasminemia, Clin. Case Rep. 10 (2022), e05581, https://doi. org/10.1002/ccr3.5581.

[89]   A. Doyle, F. Rusli, P. Bhathal, Aceruloplasminaemia: uma causa rara mas importante de sobrecarga de ferro, bcr2014207541, BMJ Case Rep. 2015 (2015), https://doi.org/ 10.1136/bcr-2014-207541.

[90] G. Marchi, F. Busti F, A.L. Zidanes, A. Castagna, D. Girelli, Aceruloplasminemia: uma doença

neurodegenerativa grave que merece um diagnóstico precoce, Front. Neurosci. 13 (2019), 325, https://doi.org/10.3389/fnins.2019.00325.

[91] L.H.P. Vroegindeweij, E.H. van der Beek, A.J.W. Boon, M. Hoogendoorn, J. A. Kievit, J.H.P. Wilson, J.G. Langendonk, Aceruloplasminemia presents as Type 1 diabetes in non-obese adults: a detailed case series, Diabet. Med. 32 (2015) 993-1000, https://doi.org/10.11.

[92] H. Miyajima, Y. Hosoi, Aceruloplasminemia, In: MP. Adam, GM. Mirzaa, RA. Pagon, SE. Wallace, LJH. Bean, KW. Gripp, A. Amemiya A (Eds), GeneReviews® [Internet], Seattle (WA): Universidade de Washington, Seattle; 1993-2023.

[93] M. Vila Cuenca, G. Marchi, A. Barqu'e, C. Esteban-Jurado, A. Marchetto, A. Giorgetti, V. Chelban, H. Houlden, N.W. Wood, C. Piubelli, M. Dorigatti Borges, D. Martins de Albuquerque, K. Yotsumoto Fertrin, E. Jov'e- Buxeda, J. Sanchez-Delgado, N. Baena-Diez, B. Burnyte B, A. Utkus, F. Busti, G. Kaubrys, E. Suku, K. Kowalczyk, B. Karaszewski, J.B. Porter, S. Pollard, P. Eleftheriou, P. Bignell, D. Girelli, M. Sanchez, Genetic and clinical heterogeneity in thirteen new cases with aceruloplasminemia. Atypical anemia as a clue for an early diagnosis, Int. J. Mol. Sci. 21 (2020) 2374, https://doi.org/10.3390/ ijms21072374.

[94] B.M.L. Stelten, W. van Ommen, K. Keizer, Neurodegeneração com acumulação de ferro no cérebro: uma nova mutação no gene da ceruloplasmina, JAMA Neurol. 76 (2019) 229-230, https://doi.org/10.1001/iamaneurol.2018.3230.

[95] X. Xu, S. Pin, M. Gathinji, R. Fuchs, Z.L. Harris, Aceruloplasminemia: uma doença neurodegenerativa hereditária com comprometimento da homeostase do ferro, Ann. N. Y. Acad. Sci. 1012 (2004) 299-305, https://doi.org/10.1196/annals. 1306.024.

[96] S. Chitturi, J. George, Interaction of iron, insulin resistance, and nonalcoholic steatohepatitis, Curr. Gastroenterol. Rep. 5 (2003) 18-25, https://doi.org/ 10.1007/s11894-003-0005-y.

[97] E. Arner, A.R. Forrest, A. Ehrlund, N. Mejhert, M. Itoh, H. Kawaji, T. Lassmann, J. Laurencikiene, M. Ryd'en, P. Arner, Ceruloplasmin is a novel adipokine which is overexpressed in adipose tissue of obese subjects and in obesity-associated cancer cells, PLoS One 9 (2014), e80274, https://doi.org/10.1371/journal. pone. 0080274.

[98] V.K. Sharma, A. Tumbapo, V. Pant, B. Aryal, S. Shrestha, B.K. Yadav, E. T. Tuladhar, A. Bhattarai, M. Rau, Ceruloplasmina, um potencial marcador do estado glicémico e da sua relação com o perfil lipídico na diabetes mellitus tipo II, Asian J. Med. Sci. 9 (2018) 3, https://doi.org/10.3126/ajms.v9i2.19003.

[99] Y. Sakuma, J. Ogino, R. Iwai, T. Inoue, H. Takahashi, Y. Suzuki, D. Kinoshita, K. Takemura, H. Takahashi, H. Shimura, Y. Sato, S. Yoshida, N. Hashimoto N, Hyperferritinemia is a predictor of onset of diabetes in japanese males independently of decreased renal function and fatty liver: a fifteen-year follow-up study, J. Clin. Med. Res. 13 (2021) 541-548, https://doi.org/10.14740/ jocmr4635.

[100] A. Aregbesola, S. Voutilainen, J.K. Virtanen, J. Mursu, T.P. Tuomainen, Body iron stores and the risk of type 2 diabetes in middle-aged men, Eur. J. Endocrinol. 169 (2013) 247-253, https://doi.org/10.1530/EJE-13-

0145.

[101] S. Akter, A. Nanri, K. Kuwahara, Y. Matsushita, T. Nakagawa, M. Konishi, T. Honda T, S. Yamamoto, T. Hayashi, M. Noda, T. Mizoue, Concentrações de ferritina circulante e risco de diabetes tipo 2 em indivíduos japoneses, J. Diabetes Invest. 8 (2017), 462-47.

[102] L. Zhidong, W. Miao, Z. Chunbo, Z. Shigao, J. Guang, Molecular functions of ceruloplasmin in metabolic disease pathology, Dovepress 15 (2022) 695-711, https://doi.org/10.2147/DMSO.S346648.

[103] R.C. Cooksey, H.A. Jouihan, R.S. Ajioka, M.W. Hazel, D.L. Jones, J.P. Kushner, D. A. McClain, Oxidative stress, beta-cell apoptosis, and decreased insulin secretory capacity in mouse models of hemochromatosis, Endocrinology 145 (2004) 5305-5312, https://doi.org/1

[104] F. Luan, Y. Chen, Y. Xu, X. Jiang, B. Liu, Y. Wang, Associações entre as concentrações de oligoelementos no sangue total e os níveis de HbA1c em pacientes com diabetes tipo 2, Biometals 35 (2022) 1011-1022, https://doi.org/10.1007/s10534-022- 00419-z.

[105] H. Noha, M. Maha, F. Laila, Oligoelementos e sua relação com diabetes mellitus e obesidade, JRAM 2 (2021) 128-132, https://doi.org/10.21608/ jram.2020.46094.1093.

[106] A.K. Jeppu, K.A. Kumar, A. Augusthy, Plasma glucose and serum ceruloplasmin in metabolic syndrome and diabetes mellitus type 2, Recent Adv. Biol. Med 2 (2016) 651, https://doi.org/10.18639/RABM.2016.02.282945.

[107] E.L. Harris, C.E. McLaren, D.M. Reboussin, V.R. Gordeuk, J.C. Barton, R.T. Acton, G.D. McLaren, T.M. Vogt, B.M. Snively, C. Leiendecker-Foster, J.L. Holup, L. V. Passmore, J.H. Eckfeldt, E. Lin, P.C. Adams, Serum ferritin and transferrin saturation in Asians and Pacific Islanders, Arch. Intern. Med. 167 (2007) 722-726, https://doi.org/10.1001/archinte.167.7.722.

[108] A. Al-Naseem, A. Sallam, S. Choudhury, J. Thachi, Deficiência de ferro sem anemia: um diagnóstico que importa, Clin. Med 21 (2021) 107-111, https://doi.org/ 10.7861/clinmed.2020-0582.

[109] S. Raia, A. Conti, A. Zanardi, B. Ferrini, G.M. Scotti, E. Gilberti, G.D. Palma, S. David, M. Alessio, Ceruloplasmin-deficient mice show dysregulation of lipid metabolism in liver and adipose tissue reduced by a protein replacement, Int. J. Mol. Sci. 24 (2023) 1150, https://doi.org/10.3390/iims24021150.

[110] E. Corradini, E. Buzzetti, P. Dongiovanni, S. Scarlini, A. Caleffi, S. Pelusi, I. Bernardis, P. Ventura, R. Rametta, E. Tenedini, E. Tagliafico, A.L. Fracanzani, S. Fargion, A. Pietrangelo, L.V. Valenti, as variantes do gene da ceruloplasmina estão associadas à hiperferritinemia e ao aumento do ferro no fígado em pacientes com NAFLD, J. Hepatol. 75 (2021) 506-513, https://doi.org/10.1016/j. jhep.2021.03.014.

[111] J. Li, Q. Zhang, N. Zhang, L. Guo, Aumento da deteção de ferro no cérebro por mapeamento quantitativo de suscetibilidade baseado em voxel em pacientes com diabetes mellitus tipo 2 com declínio da função executiva, Front. Neurosci. 14 (2021), 606182, https://doi.org/ 10.3389/fnins.

[112] X. Miao, S. Choi, B. Tamrazi, Y. Chai, C. Vu, TD Coates, JC Wood, Aumento da deposição de ferro no

cérebro em pacientes com doença falciforme: um estudo de mapeamento de suscetibilidade quantitativa por ressonância magnética, Blood 132 (2018) 1618-1621, https://doi.org/ 10.1182/blood-2018-04-8.

[113] N. Persson, J. Wu, Q. Zhang, T. Liu, J. Shen, R. Bao, M. Ni, T. Liu, Y. Wang, P. Spincemaille, Age and sex related differences in subcortical brain iron concentrations among healthy adults, Neuroimage 122 (2015) 385-398, https:// doi.org/10.1016/j.neuroimag.

[114] K.A. Duck, E.B. Neely, I.A. Simpson, J.R. Connor, A role for sex and a common HFE gene variant in brain iron uptake, J. Cereb. Blood Flow. Metab. 38 (2018) 540-548, https://doi.org/10.1177/0271678x17701949.

[115] E. Bl'azquez, V. Hurtado-Carneiro, Y. LeBaut-Ayuso, E. Vel'azquez, L. García- García, F. G'omez-Oliver, J.M. Ruiz-Albusac, J. 'Avila, M.A. Pozo, Significance of brain glucose hypometabolism, altered insulin signal transduction, and insulin resistance in several neurological diseases, Front Endocrinol. 13 (2022), 873301, https://doi.org/10.3389/fendo.2022.873301.

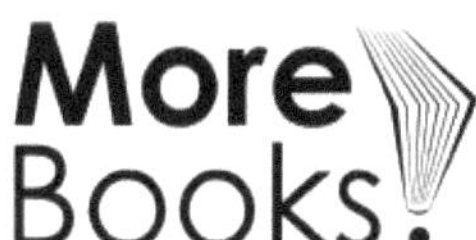

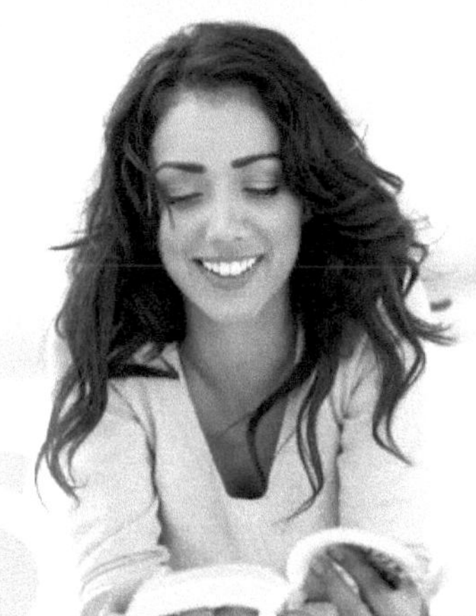

I want morebooks!

Buy your books fast and straightforward online - at one of world's fastest growing online book stores! Environmentally sound due to Print-on-Demand technologies.

Buy your books online at
www.morebooks.shop

Compre os seus livros mais rápido e diretamente na internet, em uma das livrarias on-line com o maior crescimento no mundo! Produção que protege o meio ambiente através das tecnologias de impressão sob demanda.

Compre os seus livros on-line em
www.morebooks.shop

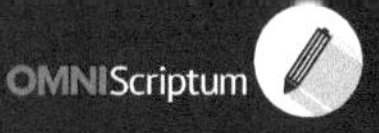

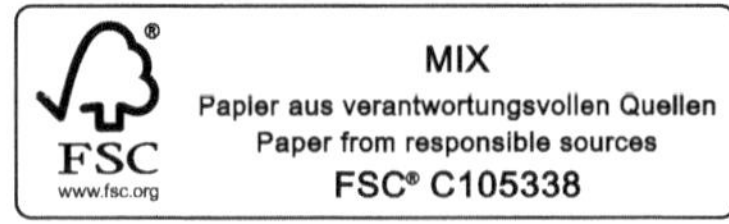

Printed by Books on Demand GmbH, Norderstedt / Germany